PETRA KUNZE | DR. MED. HELMUT KEUDEL

Schlafen lernen

2

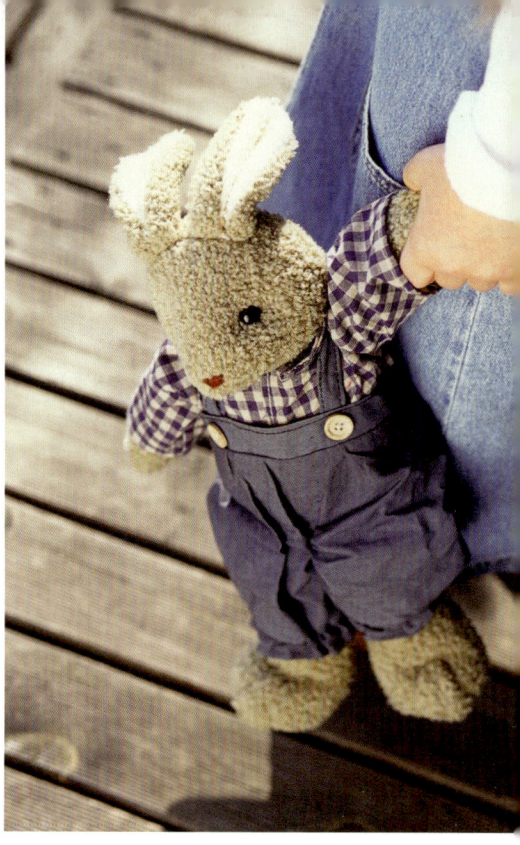

THEORIE

PRAXIS

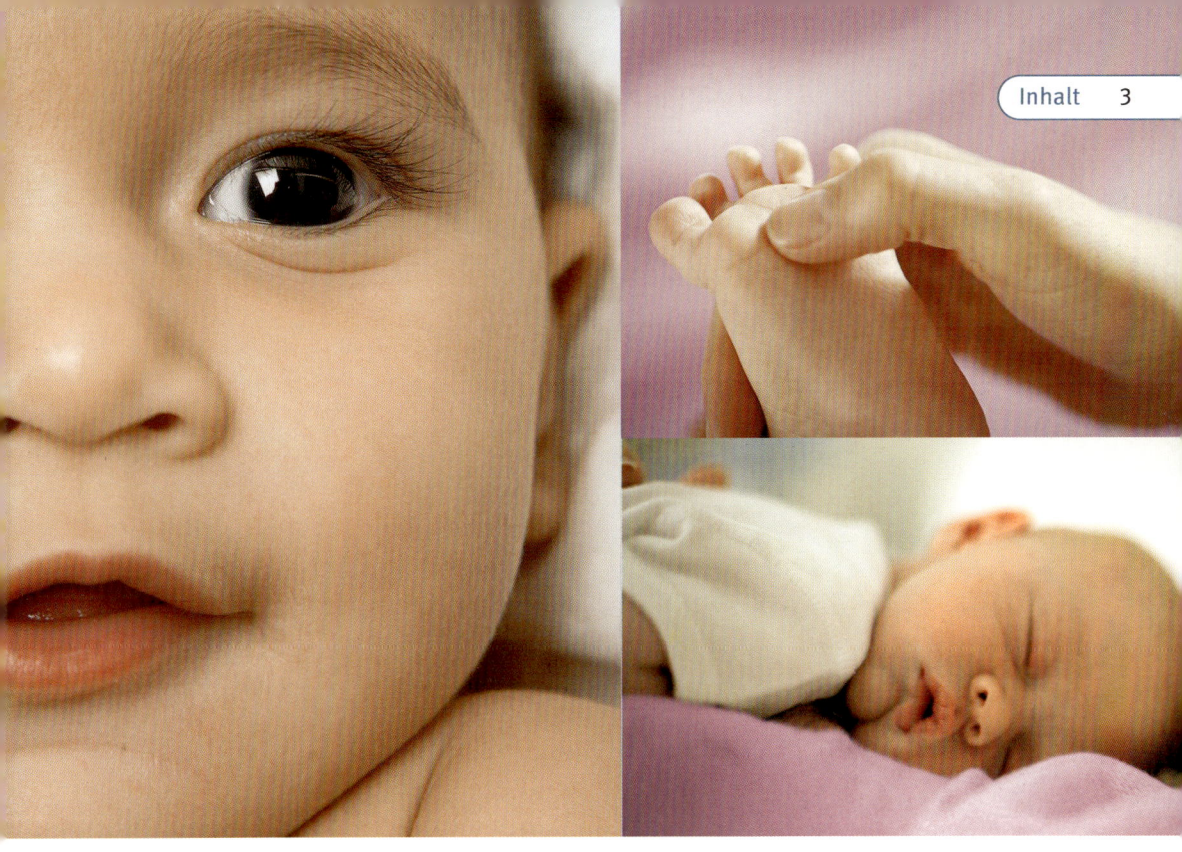

SERVICE

DIE AUTOREN

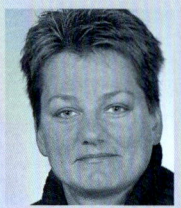

Petra Kunze studierte Germanistik und Sozialwissenschaften (Pädagogik, Familiensoziologie und pädagogische Psychologie). Sie arbeitet heute als freie Autorin und Lektorin und ist Mutter von zwei Kindern (8 und 17 Jahre). Für den GRÄFE UND UNZER VERLAG hat sie unter anderem den Ratgeber »Die schönsten Rituale für Kinder« geschrieben.

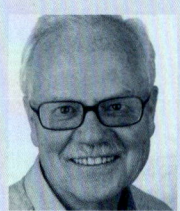

Dr. med. Helmut Keudel studierte Humanmedizin und ist Facharzt für Kinder- und Jugendmedizin mit Zusatzbezeichnung Homöopathie. Dr. Keudel praktiziert seit 1976 in eigener Praxis. Er betreut zwei städtische Kinderheime in München und engagiert sich für behinderte und entwicklungsgestörte Kinder. Für den GRÄFE UND UNZER VERLAG hat er bereits das Buch »Kinderkrankheiten« geschrieben.

EIN WORT ZUVOR

Viele Eltern sind verunsichert, wenn es um den Schlaf ihres Babys geht. Sollen sie ihm einen Rhythmus vorgeben? Oder darf es schlafen, wann immer es möchte? Ist es normal, dass ihr Kind mit zehn Monaten noch immer nicht durchschläft? Können sie dazu beitragen, dass ihr Baby »richtig« schlafen lernt? Oder kommt das irgendwann von ganz allein? Fragen, auf die es keine Antworten gibt – außer dieser: Jedes Kind ist ein kleines Individuum, das sich Eltern wünscht, die es verstehen.

Beobachten Sie deshalb Ihr Baby. Dadurch werden Sie im Umgang mit ihm immer sicherer – egal, ob im wachen Zustand, beim Müdewerden, beim Schlafenlegen oder in der Nacht. Sie lernen einzuschätzen, wann Ihr Baby welche Unterstützung braucht. Wenn Sie seine Signale verstehen, können Sie sich von ihnen leiten lassen. Vertrauen Sie sowohl auf die Fähigkeiten Ihres Kindes als auch auf Ihr Gefühl und Ihre elterliche Kompetenz. Denn niemand kennt Ihr Baby so gut wie Sie. Deshalb können auch nur Sie den für Ihr Kind passenden Weg finden, schlafen zu lernen. Dabei möchten wir Sie unterstützen.

Verschaffen Sie sich zunächst einen Überblick über den kindlichen Schlaf, über Schlafstörungen und wie Sie den Schlafbedarf Ihres Kindes ermitteln können. Anschließend informieren wir Sie darüber, wie Ihr Kind lernt, ohne Ihre Hilfe ein- und durchzuschlafen und welche Einschlafhilfen empfehlenswert sind. Zuletzt erfahren Sie, wie Kinder von 0 bis 3 Jahren an neue Schlafsituationen gewöhnt werden können, welche Schlaflern-Programme geeignet sind und wie sie funktionieren.

Wir wünschen Ihnen und Ihrem Kind viele ruhige Nächte!

Petra Kunze
Dr. med. Helmut Keudel

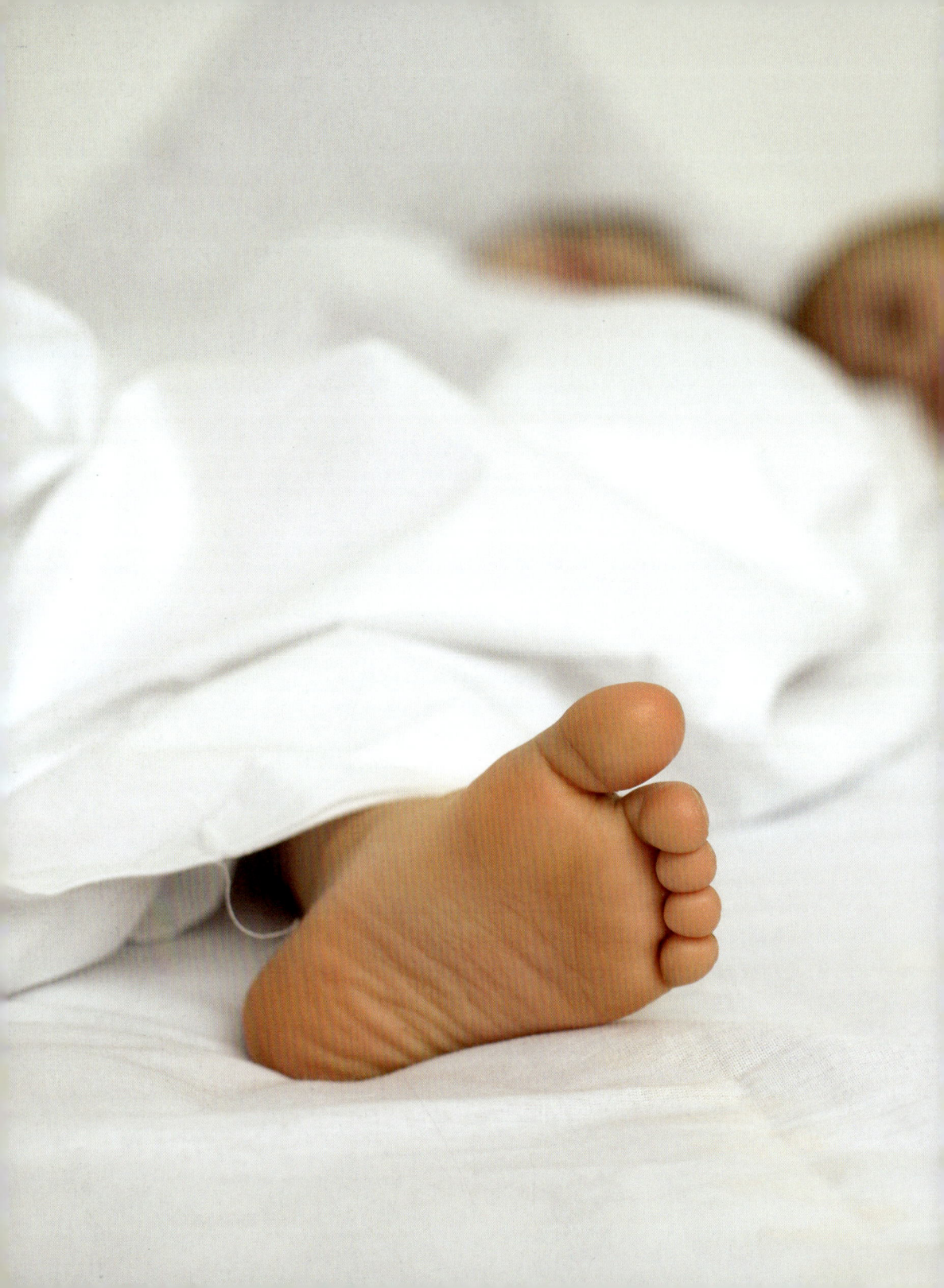

KINDER SCHLAFEN ANDERS

Schlafen ist wunderbar, deshalb verschlafen wir rund ein Drittel des Lebens. Für Eltern manchmal kaum zu glauben: Auch Kinder schlafen gern, jedoch etwas anders.

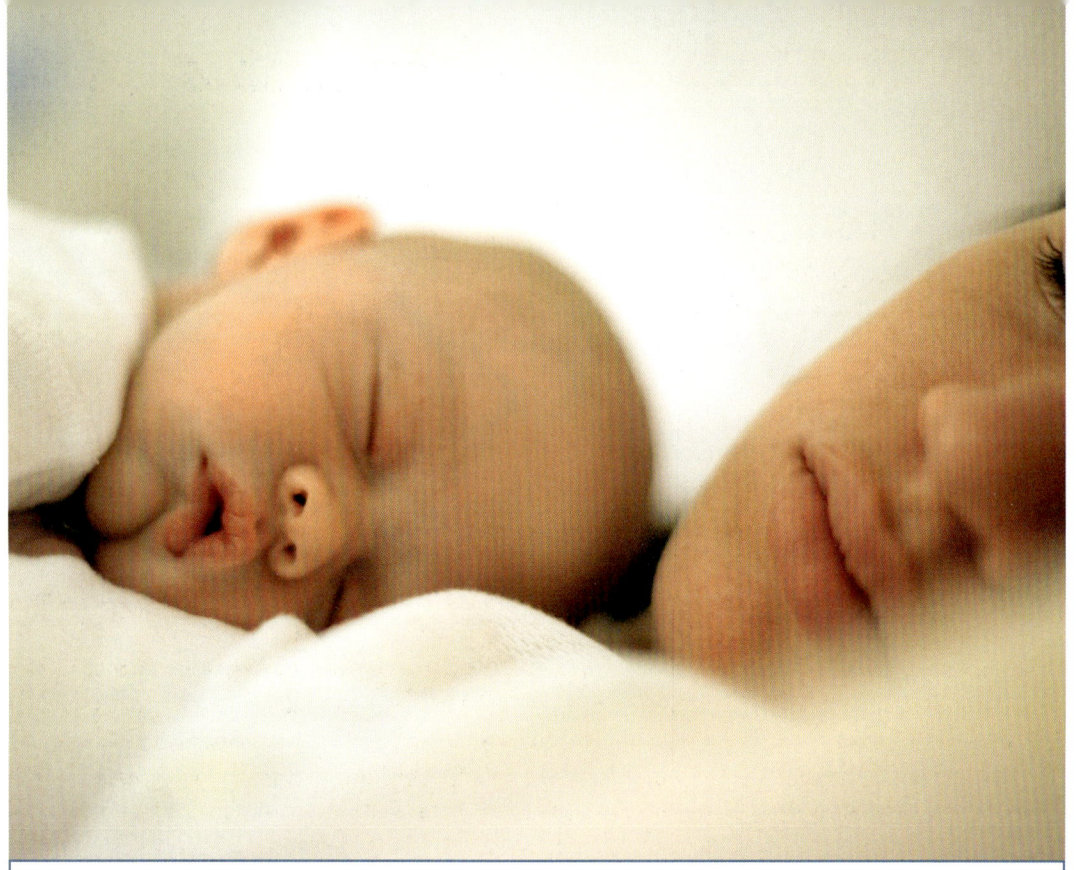

Schlaf, mein Kind – nur wie?

Jedes Kind will schlafen. Aber nicht immer gelingt es Babys und Kleinkindern auch, ihren Rhythmus zu finden. Dazu brauchen sie ihre Eltern, die die richtigen Rahmenbedingungen schaffen und mit ihnen Einschlafgewohnheiten entwickeln, durch die sie sich ihrem Schlaf hingeben können. Am meisten aber brauchen sie Eltern, die ihre Ermüdungssignale erkennen und die sie leiten. Damit Ihnen das leichter fällt, lohnt es sich, so viel wie möglich über den kindlichen Schlaf zu wissen.

Lüften Sie das Schlafgeheimnis Ihres Kindes

Bevor Sie Wissenswertes über den Schlaf generell erfahren, lohnt es sich, zuerst den Schlaf des eigenen Kindes zu erforschen. Nehmen Sie sich Zeit und lernen Sie Ihr Kind »im Schlaf« kennen. Setzen Sie sich neben sein Bett und beobachten Sie es, wenn es einschläft, wenn es sich langsam seinem immer stärker werdenden Schlafbedürfnis überlässt und immer tiefer in den Schlaf sinkt. Die Ärmchen und Beinchen zucken, die Augen fallen zu, der Kopf rollt zur Seite ... Genießen Sie diese wunderbaren Momente. Freuen Sie sich und staunen Sie.

Wenn Sie Ihr schlafendes Baby noch länger beobachten, können Sie sehen, wie sich die unterschiedlichen Schlafphasen abwechseln: ob es gerade tief schläft oder nur oberflächlich, ob sein Gehirn intensiv arbeitet oder ganz entspannt ist. Vielleicht schickt Ihr Baby Ihnen sogar eines dieser begehrten »Engelslächeln«, die Sie in den siebten Himmel tragen. Oder es verzieht sein Gesicht zu einem Mitleid erregenden Schnütchen, sodass Sie es am liebsten fest in die Arme schließen und trösten würden. Mit Sicherheit jedoch werden Sie nicht mehr daran zweifeln, dass Ihr Baby das Schlafen aus tiefstem Herzen genießt und ebenso gern schläft wie Sie selbst – und dass es auch schlafen kann. Nur schläft es vielleicht (noch) nicht so, wie es das Beste für alle Beteiligten wäre. Doch wenn Sie wissen, wie der Schlaf eigentlich abläuft, können Sie Ihrem Kind die nötige Unterstützung geben.

WACH- UND SCHLAF-PHASEN
Bei Säuglingen geschieht der Übergang zwischen Wachen und Schlafen häufiger und schneller als bei Kleinkindern.

Viel los im Schlaf

Warum schlafen Babys? Nicht in erster Linie, weil es schön ist und sie ihren Eltern eine Pause gönnen wollen. Kinder schlafen, um sich zu regenerieren und Kräfte zu sammeln.

Der ruhige Schlaf (Non-REM-Schlaf)

Die dringend benötigte körperliche Erholung finden Kinder im so genannten ruhigen Schlaf, dem Tiefschlaf. Bei einem Schlafdefizit wird dieser daher als Erstes nachgeholt, erst danach folgt der aktive Schlaf. Aber auch während der ruhigen Phase ist die Schlaftiefe, die mehrere Stufen durchläuft, sehr unterschiedlich.

Bei älteren Kindern und Erwachsenen ist der Schlaf gerade in den ersten Stunden nach dem Einschlafen besonders tief. In dieser Phase ist er auch besonders erholsam – und überwiegend traumlos. Erst im weiteren Verlauf der Nacht nehmen die Tiefschlafphasen ab, und die Flachschlafphasen (REM-Schlaf, aktiver Schlaf, siehe nächste Seite) nehmen im Gegenzug zu. Aus diesem Grund wachen Kinder besonders häufig nach Mitternacht auf, wenn sie nämlich von einer Schlafphase in die andere wechseln.

Damit dieses Wachwerden jedoch nicht generell passiert, gibt es einen natürlichen Schutz vor Schlafstörungen. So werden zum Beispiel Geräusche zwar zunächst wahrgenommen. Wiederholen sie sich jedoch, reagiert der kleine Schläfer immer weniger darauf, bis letztendlich gar keine Weckreaktion mehr stattfindet. Das Gehirn hat gelernt, den Reiz als unbedeutend einzustufen. Das ist der Grund, weshalb etwa Straßenlärm, der in die Wohnung dringt, ein Baby (wie Erwachsene auch) mit der Zeit nicht mehr beim Schlafen stört.

DER SCHLAF VERÄNDERT SICH

Schlafforscher haben herausgefunden, dass der Traumschlaf (REM-Schlaf) bei Neugeborenen etwa die Hälfte der gesamten Schlafdauer beträgt, bei Dreijährigen dagegen nur noch etwa ein Drittel.

SCHLÄFER-LATEIN

Schlafforscher unterscheiden vor allem zwei Schlafstadien: den ruhigen Schlaf und den aktiven Schlaf.

> **Der ruhige Schlaf** (Non-REM-Schlaf): Während des ruhigen und tiefen Schlafs ist der Körper sehr entspannt. Der Schläfer atmet gleichmäßig und erholt sich. Im ruhigen Schlaf lassen sich anhand von bestimmten Merkmalen im EEG (Elektroenzephalogramm, also die Aufzeichnung der Hirnströme) vier Stadien unterschiedlicher Schlaftiefe erkennen (Abbildung Seite 12).

> **Der aktive Schlaf** (REM-Schlaf, Rapid Eye Movements): Typisch für den aktiven REM-Schlaf, während dem wir auch träumen, sind sichtbare Bewegungen der Augäpfel unter den Augenlidern, Zuckungen der Gliedmaßen, Grimassen und Lächeln sowie eine niedrigere Atemfrequenz. In den REM-Phasen schläft der Mensch oberflächlicher und lässt sich dementsprechend leichter wecken.

Der aktive Schlaf (REM-Schlaf)

Anders als im ruhigen Schlaf bewegt sich das Baby im aktiven Schlaf und zuckt häufig mit den Muskeln, ohne dass es dabei aufwacht. In diesem Stadium verarbeitet das Gehirn die vielen neuen Eindrücke, die es im Wachzustand aufgenommen hat, indem es sie mit den im Gedächtnis gespeicherten Erfahrungen vernetzt. Heute weiß man, dass die Gehirnreifung und das Körperwachstum beim Kind zum Teil im Schlaf stattfinden. Es gibt sogar Hinweise dafür, dass der REM-Schlaf für das Lernen und das Gedächtnis besonders wichtig ist.

Der Rhythmus von Schlafen und Wachen

Wenn Sie Ihr Kind beobachten, werden Sie feststellen, dass sein Schlaf-Wach-Rhythmus nicht beliebig, sondern in einer bestimmten Abfolge wechselt. Genau genommen sind es sogar mehrere Rhythmen oder Zyklen innerhalb von 24 Stunden, die alle eine wichtige Rolle für das kindliche Wohlbefinden spielen.

Der Ruhe-Aktivitäts-Zyklus

Im ersten Lebensjahr strukturiert ein Ruhe-Aktivitäts-Zyklus den Tag Ihres Kindes. Etwa stündlich wechselt dabei das Verhalten des Babys von einem ruhigen in einen aktiven und zurück zum ruhigen Zustand – egal, ob es wach ist oder schläft. Am besten lässt sich dieser Wechsel während des Schlafs beobachten, wenn sich die REM- und die Non-REM-Phasen im 50- bis 60-Minuten-Takt ablösen: Das Baby wacht dabei nur kurz und meist auch nicht vollständig auf. Während einer Nacht geschieht dies bei einem »normal« schlafenden Kind etwa neunmal.

Der Schlaf-Wach-Zyklus

Neben dem Ruhe-Aktivitäts-Zyklus können Sie bei Ihrem Baby einen Schlaf-Wach-Zyklus feststellen. Dieser so genannte ultradiane Zyklus verbindet sich bald nach der Geburt mit dem Hunger- und Sättigungszyklus. Entsprechend wiederholt sich der Ablauf von Füttern, Wachen und Schlafen alle drei bis vier Stunden, je nach individuellem Still- oder Fütterrhythmus.

TIPP

Vergleichen Sie Ihr Baby nicht mit anderen Babys – der Maßstab ist immer Ihr eigenes Kind. Denn jedes Kind ist ein kleiner Individualist, jedes hat sein eigenes Tempo und sein besonderes Temperament.

DAS SCHLAFMUSTER EINES KINDES AB DEM 6. MONAT (NACH FERBER)

Das Schlafmuster ist ab dem sechsten Monate ausgereift und sieht bei allen Kindern ähnlich aus.

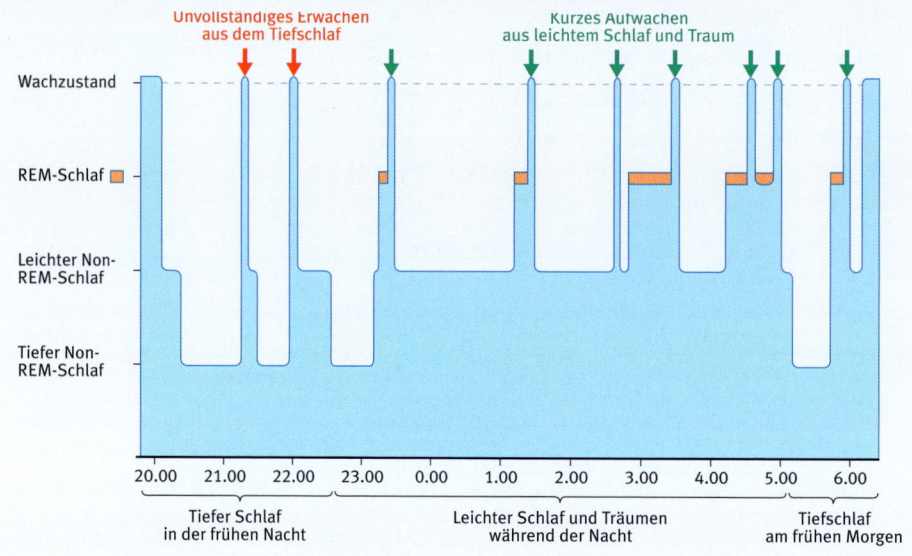

Die Schlaf- und Wachphasen folgen dem Tagesrhythmus von etwa 24 Stunden und werden im Wesentlichen durch den Tag-Nacht-Wechsel bestimmt. Da der Zyklus bei den meisten Menschen nicht genau einen Tag dauert, heißt er »zirkadian« (aus dem Lateinischen: circa = ungefähr, dies = Tag).

Die Synchronisation von innerer Uhr und äußeren Zeitgebern entwickelt sich beim Baby ab dem Alter von etwa drei Monaten. Je nach Dauer des zirkadianen Schlaf-Wach-Rhythmus entpuppt sich Ihr Kind später als »Nachteule« oder als »Lerche«. Dauert der Rhythmus länger als 24 Stunden, haben Sie mit aller Wahrscheinlichkeit einen kleinen Morgenmuffel in der Familie, der in der Früh nur mit Müh und Not die Augen aufmachen kann. Ist der zirkadiane Rhythmus dagegen kürzer als 24 Stunden, dann gehört Ihr Kind zu den Frühaufstehern. Diese sind schon am Morgen putzmunter und treiben die Eltern aus dem Bett.

In den ersten Lebensmonaten herrscht der ultradiane Schlaf-Wach-Zyklus rund um die Uhr vor. Schon bald aber nimmt der Schlafanteil in den nächtlichen Zyklen zu, der Anteil des Wachens nimmt ab – am Tag genau umgekehrt.

Was können Eltern für den Rhythmus tun?

Bei der Vorgabe des Rhythmus spielen drei Faktoren eine Rolle: die so genannten inneren, die äußeren und die sozialen Zeitgeber. Die »innere Uhr«, also der zirkadiane Rhythmus, gilt als angeboren – da lässt sich wenig ändern. Tageslicht und Dunkelheit sind äußere Zeitgeber, ebenso wie Hunger und Sättigung. Diese äußeren Zeitgeber können von Eltern zum Teil gesteuert werden. Auf die sozialen Zeitgeber haben Eltern den größten Einfluss, indem sie zum Beispiel den Geräuschpegel im Alltag dem Wach- und Schlafrhythmus anpassen. Darüber hinaus können sie Schlafgewohnheiten beeinflussen, indem sie den Tag so strukturieren, dass er den persönlichen Rhythmus ihres Kindes unterstützt.

Untersuchungen haben gezeigt, dass ein regelmäßiger Rhythmus Babys Sicherheit und Geborgenheit vermittelt. Außerdem bringen Babys, deren Tag von einem regelmäßigen Rhythmus bestimmt wird, ihrer Umwelt mehr Aufmerksamkeit und Interesse entgegen, sie quengeln und schreien weniger. Aber nicht nur für die Kinder, auch für die Eltern hat so ein Rhythmus Vorteile. Sie verstehen die Bedürfnisse ihres Babys besser und können seine Signale (etwa Schreien) leichter interpretieren.

Besonderheiten bei Neugeborenen

Dank moderner Hirnstrommessungen (EEG) wissen wir heute schon viel über den Schlaf des Kindes im Mutterleib. So fällt der Fötus beispielsweise vor der 32. Schwangerschaftswoche von einem schlafähnlichen Zustand in einen Zustand mit einem hohen Maß an Aktivität. In den folgenden Wochen lassen sich dann bereits Vorstufen des ruhigen Schlafs erkennen – wenngleich Ungeborene noch die meiste Zeit mit aktiven Schlafphasen verbringen.

In den ersten Lebenswochen ist das Verhältnis von ruhigem und aktivem Schlaf ausgeglichen. Darüber hinaus lassen sich jedoch noch viele undefinierte Schlafstadien selbst beim Neugeborenen messen, etwa ruhiges, aufmerksames Wachen, Dösen, Wachaktivität, Schlafen, Schreien oder Übergangsstadien mit Unruhe und Quengeln. Mit zwei bis drei Monaten nehmen die aktiv-aufmerksamen, stabilen Wachzustände deutlich zu.

AKTIV AUFMERKSAM
Ab einem Alter von drei Monaten können Sie mit Ihrem Baby deutlich mehr kommunizieren und spielen – und werden sogar mit einem gezielten Lächeln belohnt.

Hat Schreien etwas mit Schlafstörungen zu tun?

Etwa jedes vierte Baby schreit von der Geburt bis etwa zum dritten Monat ohne erkennbaren Grund außerordentlich viel. Lange Zeit begründete man das exzessive Schreien mit so genannten Dreimonatskoliken: Schmerzen im Magen-Darm-Trakt, die das Baby vor allem in den ersten zwölf Wochen quälen. Neuere Forschungsergebnisse zeigen jedoch, dass nur sehr wenige Babys damit zu kämpfen haben.

Als Ursache des Schreiens vermutet man nunmehr Probleme mit der Schlaf-Wach-Regulation, die ihren Höhepunkt um die sechste Lebenswoche erreichen. Die so genannten Schreibabys haben – vor allem in den Abendstunden – große Schwierigkeiten, in den Schlaf zu finden, und wachen zwischen zwei Schlafstadien besonders leicht auf. Sie schreien oft stundenlang, bis sie vor Erschöpfung endlich wieder einschlafen können.

Babys, die exzessiv schreien, leiden unter Schlafmangel, weil sie sich zum einen durch ihr Schreien selbst vom Schlafen abhalten und zum anderen so leicht aufwachen, dass sie nur selten in einen erholsamen, tiefen Schlaf finden. Doch gerade für diese Kinder ist der regelmäßige Tagesschlaf sehr wichtig, um aus dem Teufelskreis herauszufinden. Auch wenn das Schreien in der Regel nach dem dritten Monat abnimmt, hat es doch noch lange Zeit Auswirkungen auf das kindliche Schlafverhalten: Schreikinder verlangen weiter nach den Einschlafhilfen, die ihnen ihre Eltern zu Recht im ersten Vierteljahr gewährt haben. Werden diese Gewohnheiten jedoch auch nach der schwierigen Phase beibehalten, ist es gar nicht einfach, sie wieder loszuwerden. Doch Sie dürfen zuversichtlich sein: Es gibt gute Chancen, dass es trotzdem funktioniert. Welche das sind, erfahren Sie ab Seite 100. Rund 80 Prozent der Kinder, die wegen einer Schlafstörung in eine Beratungsstelle gebracht werden, waren früher Schreibabys. Sie haben ein deutlich sensibleres und irritierbareres Wesen als andere Kinder ihres Alters.

Noch ein anderes Problem haben Eltern von Schreibabys: Sie kommen an die Grenzen ihrer Belastbarkeit und fühlen sich in ihrer Elternrolle als Versager. Nicht wenige denken, nur ihr Kind würde in diesem Maße schreien und sie damit als schlechte Eltern disqualifizieren. Dabei hat das Schreien nichts mit dem Verhalten der Erwachsenen, sondern mit der Veranlagung des Babys zu tun.

Das schnelle Aufschrecken

Anders als Erwachsene und ältere Kinder beginnen Neugeborene ihren Schlaf mit einer aktiven Schlafphase, aus der sie entsprechend schnell wieder aufwachen können. Deshalb schrecken die Jüngsten oft hoch, wenn sie kurz nach dem Einschlafen auf dem Arm ins Bettchen gelegt werden. Ältere Babys fallen dagegen schnell in den Tiefschlaf und merken es nicht einmal, wenn man sie beispielsweise aus dem Auto in die Wohnung trägt.

Nur die wenigsten Neugeborenen schlafen mehr als vier Stunden am Stück. Erst wenn die Kleinen reif genug sind, eine Mahlzeit auszulassen, können die Eltern stolz verkünden: »Unser Kind schläft durch.« Dann nämlich fallen zwei Schlafperioden zusammen, und das Baby schläft in der Nacht vier und mehr Stunden ohne Unterbrechung. Andere Neugeborene lassen sich dagegen etwas ganz Besonderes einfallen und machen die Nacht zum Tag. Es kann dann einige Wochen dauern, bis sich der Rhythmus normalisiert hat. Hierbei können Sie Ihr Baby aktiv unterstützen: Helfen Sie ihm, einen regelmäßigen Tag-Nacht-Rhythmus zu finden.

Wie sich der Schlaf verändert

Mit drei Monaten hat sich der Schlaf-Wach-Zyklus in der Regel stabilisiert und dem Tag-Nacht-Rhythmus angepasst. Ab diesem Alter beginnen auch Babys ihren Schlaf mit einer ruhigen Tiefschlafphase. Sie schlafen innerhalb von 24 Stunden meist fünfmal, und 70 Prozent schaffen es bereits in diesem Alter durchzuschlafen. Das heißt jedoch nicht, dass das auch Ihr Kind kann.

Ältere Babys haben zwar einen reiferen Tiefschlaf als Neugeborene, doch sie werden – wie übrigens auch Erwachsene – während der Nacht häufig wach, um zu überprüfen, ob alles in Ordnung ist. Obwohl das Kind dabei normalerweise nur kurz und unvollständig erwacht, kann es ganz aufwachen, wenn es genau zu diesem Zeitpunkt zum Beispiel durch Lärm oder helles Licht in seinem Schlaf gestört wird.

Bei Kleinkindern können zahlreiche andere Probleme rund ums Schlafengehen und Einschlafen auftauchen. Sie sind groß genug, sich hochzuziehen, können vielleicht sogar schon laufen, und

DAS SCHLAFMUSTER ENTWICKELT SICH
Ab dem sechsten Lebensmonat gleicht der Schlaf eines Babys schon sehr dem Schlaf von Erwachsenen. Das Schlafmuster ist in diesem Alter bereits so entwickelt, dass ein Kind neun bis zehn Stunden schlafen könnte – und zwar an einem Stück!

TIPP
Ein Einschlafritual hilft Ihrem Kind auch tagsüber, schneller zur Ruhe zu finden, und erleichtert ihm damit das Einschlafen.

nutzen diese Selbstständigkeit, um aus dem Bett zu steigen und wieder zu den Eltern ins Wohnzimmer zu gehen oder nachts ins elterliche Bett zu wandern. Manche Kinder haben eben das Gefühl, etwas zu versäumen, wenn die Großen noch wach bleiben, während sie selbst schlafen sollen. Um dies zu ändern, helfen nur Ursachenforschung und elterliche Konsequenz.

Der Schlaf am Tag

Der Tagesschlaf verändert sich in den ersten Lebensjahren stark – bis er im Alter von zwei bis vier Jahren langsam ganz entfällt. Anders als der Nachtschlaf wird der Tagesschlaf jedoch häufig unterschätzt. Bei Neugeborenen sind Schlafphasen in regelmäßigen Abständen von drei bis vier Stunden wichtig, nach denen sich auch der Tagesablauf richten sollte. Nach dem dritten oder vierten Monat konzentrieren sich die vielen Nickerchen dann zunehmend auf zwei Tagesschlafphasen – eine am Vormittag, eine am Nachmittag –, von denen jede in der Regel zwischen ein und zwei Stunden dauert. Im Laufe des zweiten Lebensjahres verschmelzen diese Phasen dann zu einem Mittagsschlaf. Schließlich entfällt auch der Mittagsschlaf ganz.

Die meisten Babys holen sich tagsüber ganz selbstverständlich den Schlaf, den sie brauchen. Diese Kinder stört es oft nicht einmal, wenn sie im selben Raum schlafen, in dem sich auch die Eltern oder größeren Geschwister aufhalten. Andere Babys benötigen dagegen selbst am Tag Unterstützung, um in den Schlaf zu finden. Meist eignen sich dazu dieselben Einschlafhilfen, die sie von abends kennen (ab Seite 82). Fast allen Kindern mit Einschlafschwierigkeiten hilft es, wenn sie auch tagsüber in einem kühlen, luftigen und vor allem ruhigen Raum liegen.

Genug geschlafen?

Eltern sind oft sehr verunsichert, weil sie nicht wissen, wie viel ihr Kind eigentlich schlafen sollte, um genügend Schlaf zu bekommen. Darauf kann niemand eine Antwort geben, denn schon Babys schlafen ganz unterschiedlich lang. So können manche Neugeborene durchaus 20 Stunden am Tag schlafen, andere aber nur 13.

Der Schlafbedarf verändert sich im Laufe der Entwicklung und nimmt mit leichten Schwankungen allmählich ab. Wenig ändert sich dagegen am relativen Schlafbedarf: Manche Kinder sind kleine Murmeltiere, andere Kurzschläfer – das bleibt meist stabil. Die Spannbreite des Schlafbedürfnisses pro 24 Stunden liegt

> im Alter von 0 bis 3 Monaten zwischen 12 und 19 Stunden,
> ab dem 4. Monat bei 12 bis 18 Stunden,
> ab 2 Jahren bei 11 bis 16 Stunden.

In Extremfällen kann der Schlafbedarf aber auch nach oben oder unten abweichen. Viel Spielraum also, und kein Wunder, dass viele Eltern sich fragen, ob ausgerechnet ihr Kind genug schläft. Die Antwort ist ganz einfach: Verlassen Sie sich auf Ihr Kind. Wenn es tagsüber munter, aktiv, unternehmungslustig und ausgeglichen ist, dann bekommt es ausreichend Schlaf. Wenn es quengelt, am liebsten ständig den Schnuller im Mund hat, lustlos spielt und sehr reizbar ist, dann könnte das in der Tat an mangelndem Schlaf liegen. Um das tatsächliche Schlafbedürfnis Ihres Kindes zu ermitteln, können Sie ein Schlaftagebuch führen. Im eingehefteten Folder finden Sie weitere Informationen, eine Checkliste, ein 24-Stunden-Protokoll und ein Wochenprotokoll.

GU-ERFOLGSTIPP   DER EIGENE SCHLAF SOLLTE JEDER MUTTER HEILIG SEIN!

Drehen Sie den Spieß doch einmal um: Erstellen Sie ein Schlafprotokoll für sich selbst und berechnen Sie den Durchschnittswert einer Woche. Das kann Ihnen – und auch Ihrem Partner – zeigen, wie viel Sie tatsächlich schlafen (vermutlich ziemlich wenig). Gerade in den ersten Lebensmonaten ihres Kindes bekommen Mütter, besonders wenn sie stillen, extrem wenig Schlaf. Dabei sollte Ihnen Ihr eigener Schlaf heilig sein. Denn ohne Sie ist Ihr Baby hilflos. Und die Freude aneinander ist auch getrübt, wenn alle übermüdet sind. Nutzen Sie also jede Gelegenheit, sich selbst hinzulegen. Lassen Sie die Bügelwäsche liegen und das Geschirr stehen, Ihr Haushalt muss nicht immer perfekt sein. Erholen Sie sich lieber, sobald Ihr Kind schläft. Vielen erschöpften Müttern hilft das homöopathische Mittel Neurodoron®. Davon können Sie über vier Wochen (bei Bedarf auch länger) morgens zwei und nachmittags eine Tablette einnehmen.

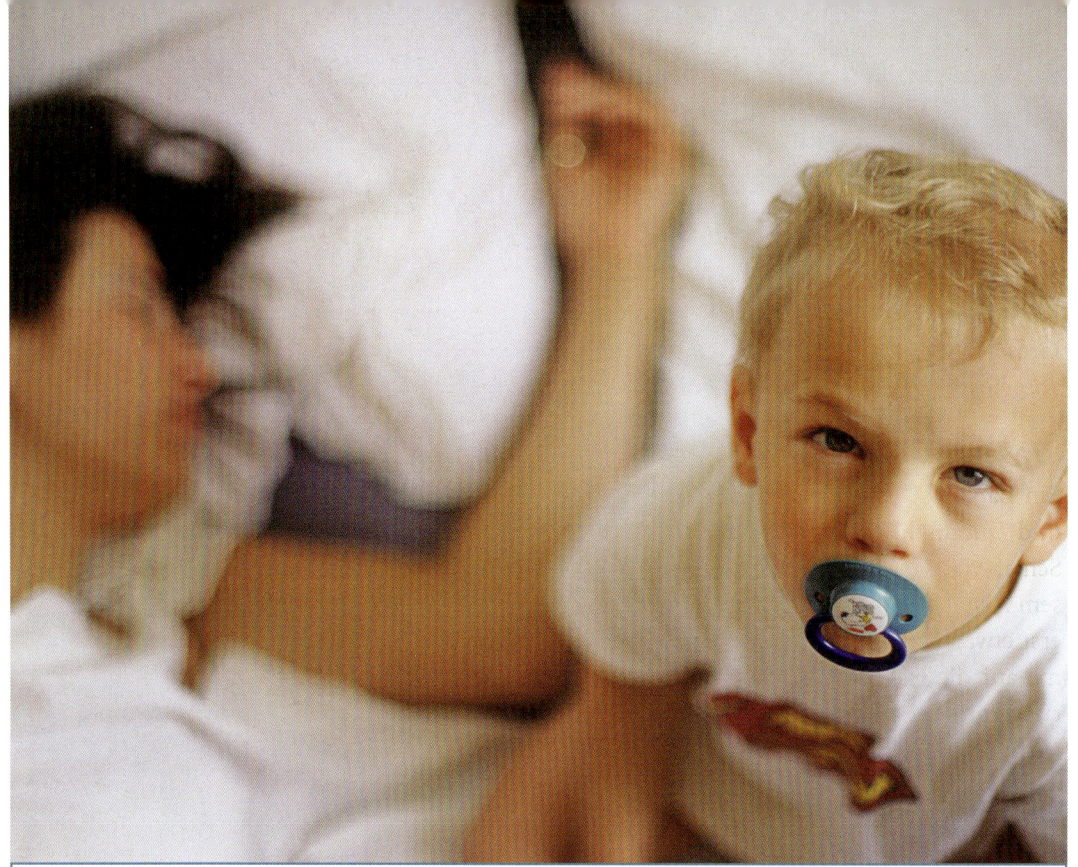

Wenn der Schlaf
Probleme macht

Beinahe jedes kleine Kind hat irgendwann einmal Probleme mit dem Ein- oder Durchschlafen. Oft klappt es jedoch schon nach ein paar Tagen oder Wochen wieder, manchmal sind die Schwierigkeiten aber auch hartnäckig. Das hängt mit den Ursachen zusammen, die vielfältig und nicht gleich zu erkennen sind: Mal sind die Probleme körperlichen, entwicklungs- oder reifebedingten, mal seelischen oder umweltbedingten Ursprungs. Doch am häufigsten sorgen bestimmte Einschlafgewohnheiten für Schlafprobleme. Während die Kinder in der Regel ihr Schlafbedürfnis trotz allem gut stillen können, sind ihre Eltern schon wegen der vielen nächtlichen Unterbrechungen meist völlig erschöpft. Hinzu kommt die Unkenntnis, wie das gestörte Schlafverhalten ihres Kindes einzuordnen ist und wodurch es möglicherweise ausgelöst wurde. Die folgenden Informationen können helfen.

Was sind Schlafstörungen?

Ein Baby, das in den ersten Monaten Schwierigkeiten beim Ein- und Durchschlafen hat, konnte noch nicht zu einem geregelten Schlaf-Wach-Rhythmus finden. Eine Schlafstörung hat es in diesem Alter jedoch noch nicht. Diesen Begriff verwenden Experten erst etwa nach dem sechsten Monat, wenn sich die Schlafprobleme auf die Nacht konzentrieren. Demnach liegt eine Schlafstörung vor, wenn folgende drei Punkte zutreffen:

> Ihr Kind wacht mehr als dreimal pro Nacht auf und ist im Durchschnitt dabei länger als 20 Minuten wach.
> Es braucht die Anwesenheit der Eltern beim Einschlafen.
> Die Probleme bestehen seit mindestens drei Monaten.

Der Schweregrad der Schlafstörung bemisst sich nach Anzahl und Dauer der nächtlichen Wachphasen, nach dem Aufwand der Einschlafhilfen, der subjektiven Belastung der Eltern und der Befindlichkeit des Kindes. Es wird vermutet, dass etwa jedes fünfte Kind zeitweise oder andauernde Schlafstörungen hat und die Probleme nicht selten weit über das Babyalter hinaus bis ins Kleinkind- und Vorschulalter bestehen bleiben.

KEIN KIND SCHLÄFT DURCH

Jedes Kind wird mehrmals nachts wach. Manche schlafen wieder ein, ohne sich bemerkbar zu machen. Andere finden nicht mehr allein zurück in den Schlaf und beginnen zu schreien.

Körperlich bedingte Schlafprobleme

Nur in den seltensten Fällen ist eine Schlafstörung körperlich bedingt. Dennoch muss man bei akuten Schlafstörungen zuerst körperliche Ursachen ausschließen und einen Kinderarzt zu Rate ziehen, bevor man nach weiteren möglichen Gründen für die Schlafprobleme forscht. Beachten Sie, dass auch Krankheiten wie eine Mittelohrentzündung oder eine Erkältung Ihr Kind vorübergehend vom Schlafen abhalten können, weil es zum Beispiel Schmerzen hat oder nur schwer Luft bekommt.

Organisch bedingte Schlafschwierigkeiten

Bei den wenigsten Kindern sind chronisch organische Beschwerden die Ursache für Probleme mit dem Schlafen. Nichtsdestotrotz können auch diese den Schlaf nachhaltig stören. Zeitweise kann eine Nahrungsmittelunverträglichkeit zum Beispiel bei der Umstellung von der Mutterbrust auf die Flasche entstehen. Der Rückfluss von Magensaft und Nahrung in die Speiseröhre (Gastroösophagealer Reflux), Neurodermitis (Atopische Dermatitis) oder eine Allergie (zum Beispiel Hausstaubmilbenallergie mit Asthma) können es einem Kind erschweren, in den Schlaf zu finden oder durchzuschlafen. In seltenen Fällen sind wiederholte Atemaussetzer (Zentrales Schlafapnoe-Syndrom) und die Verengung der Atemwege bei Schnupfen oder vergrößerten Polypen (Obstruktives Schlafapnoe-Syndrom) für Schlafstörungen verantwortlich. Dann ist jedoch Ihre besondere Aufmerksamkeit gefragt, denn Atemaussetzer gelten als einer der Auslöser für den plötzlichen Säuglingstod (SIDS, Seite 45).

TIPP

»Zahnen« ist für viele Kinder schmerzhaft und kann daher zu Schlafproblemen führen. Die Zahnleiste mehrmals täglich (nach Bedarf) sanft mit Wala Mundbalsam einzumassieren verschafft Linderung.

Warnzeichen für Atemaussetzer

Die typischen Warnzeichen für Atemaussetzer sind neben den verlängerten Atempausen (über fünf Sekunden) noch Schnarchen, nächtliches Schwitzen, eine angestrengte und überwiegend mit offenem Mund ausgeübte Atmung und Schlafen mit nach hinten überstrecktem Kopf. Weist Ihr Kind im Schlaf eines dieser Anzeichen auf, sollten Sie unbedingt mit Ihrem Kinderarzt sprechen. Untersuchungen bei einem Hals-Nasen-Ohren-Arzt und eventuell in einem Schlaflabor, in dem die so genannte Schlafarchitektur untersucht wird, bringen Gewissheit. Dazu wird der kleine Schläfer eine oder zwei Nächte stationär überwacht (Mutter oder Vater sind in der Regel dabei), und die Funktionsabläufe im Gehirn und Herz werden mit EEG und EKG aufgezeichnet. Es werden die Augenbewegungen, die Atmung, die Aktivität der Atemmuskulatur, die Sauerstoffsättigung und der Kohlendioxidgehalt des Blutes registriert. Eine Kamera zeichnet Körperlage und Beinbewegungen auf, ein Schnarchmikrofon empfängt alle auffälligen Schlafgeräusche. Je nach Befund wird das Baby durch verschiedene Vorsichtsmaßnahmen, etwa mittels eines Heimmonitors, besser geschützt. Betroffene Eltern können damit den Schlaf ihres Kindes jederzeit beobachten.

Parasomnien

Zu den Parasomnien zählen beispielsweise Schlafwandeln und Alb- oder Angstträume, die schon Zweijährige aus dem Schlaf reißen können. Vor allem für Kinder bis zu vier Jahren können Angstträume sehr bedrohlich sein, weil sie noch nicht in der Lage sind, zwischen Traum und Wirklichkeit zu unterscheiden. Unter Umständen verwechseln Eltern einen Angsttraum mit dem Nachtschreck (lateinisch Pavor nocturnus). Beide lassen sich jedoch deutlich voneinander unterscheiden.

Nachtschreck oder Angsttraum?

Der Nachtschreck taucht vor allem in der ersten Nachthälfte auf, beim Übergang von der Tiefschlafphase in die Flachschlafphase (REM-Phase), der Angsttraum dagegen während des Traumschlafs (REM-Schlaf) in der zweiten Nachthälfte.

Das Kind sitzt beim Nachtschreck mit weit aufgerissenen Augen im Bett, schreit, schlägt um sich und rennt manchmal sogar in bizarrer Manier umher. Es erkennt seine Eltern nicht und lässt sich auch nicht beruhigen. Nach 5 bis 15 Minuten ist der »Spuk« in der Regel wieder vorbei. Am nächsten Tag kann sich das Kind an nichts mehr erinnern. Wird Ihr Kind tatsächlich vom Nachtschreck heimgesucht, versuchen Sie es also nicht zu trösten, zu beruhigen oder gar in den Arm zu nehmen. Es wird sich dagegen wehren und sich vielleicht wehtun. Sorgen Sie lediglich dafür, dass es sich nicht verletzen kann.

Ganz anders beim Angsttraum: Das Kind wird wach, hat Angst, weint oder ruft nach den Eltern und kann sich auch am nächsten Morgen noch an seinen bösen Traum erinnern. In diesem Fall braucht Ihr Kind dringend Trost. Nehmen Sie es in den Arm, streicheln und liebkosen Sie es. Oft hilft es auch, wenn das Kind mit ins Elternbett darf. Sie können es wieder in sein Bett tragen, wenn es sich beruhigt hat.

DER NACHTSCHRECK – PAVOR NOCTURNUS
Die Ursachen für den Nachtschreck sind noch nicht ausreichend erforscht. Der Pavor gehört zum normalen Schlafverhalten von Kleinkindern und ist weder eine Verhaltensauffälligkeit noch eine Folge von falscher Erziehung. Hauptsächlich sind Kinder im späten Kindergarten- und im Schulalter betroffen. Eine gezielte Therapie gibt es bislang noch nicht.

Andere Schlafauffälligkeiten

Zwei weitere Auffälligkeiten während des Schlafs sind das Wackeln mit dem Kopf sowie nächtliche rhythmische Bewegungen. Zwischen dem sechsten und zwölften Lebensmonat bewegt die Hälfte aller Kinder die Beine im Rhythmus. Sie schaukeln ihren Körper oder schlagen sogar mit dem Kopf gegen das Bett – und das meist während der Einschlafphase.

Da sich die Bewegungen nur schwer beeinflussen lassen, sind Eltern oft beunruhigt. Sie befürchten, ihr Kind leide unter Hospitalismus (trat früher häufig bei psychisch-sozial vernachlässigten Kindern in Heimen auf) oder habe eine Behinderung. Dabei ist selbst das Kopfwackeln unbedenklich, solange sich Ihr Kind nicht verletzen kann. Im zweiten Lebensjahr brauchen die meisten Kinder diese Art »Einschlafhilfe« ohnehin nicht mehr. Und bis dahin polstern Sie das Bettchen rundum einfach gut aus.

DAS KOPFSCHLAGEN
Das rhythmische Schlagen mit dem Kopf wird bei Buben häufiger festgestellt als bei Mädchen. In der Fachsprache heißt diese Art Einschlafhilfe Jaktation.

Die Erziehung beeinflusst den Schlaf

Konnte der Kinderarzt körperliche Ursachen für die kindlichen Schlafstörungen ausschließen, sind das Belastungsgefühl und das Schlafdefizit der Eltern die wichtigsten Kriterien dafür, ob ein Schlafproblem vorliegt oder nicht. Auch wenn ein Kind jede Nacht zehnmal aufwacht: Solange sich die Eltern nicht gestört fühlen und das Kind tagsüber zufrieden ist, wird niemand von einer Schlafstörung sprechen. Die meisten Mütter und Väter nimmt solch eine Nacht (oder sogar viele Nächte in Folge) jedoch sehr mit. Dabei beruhen die meisten Schlafprobleme nicht auf körperlichen Ursachen, sondern auf einem »Missverständnis« zwischen den Eltern und ihrem Kind. Viele Mütter und Väter sind nämlich unsicher, was sie ihren Kindern beim Einschlafen zumuten dürfen. Diese Unsicherheit zeigt sich in aufwändigen und langwierigen Zubettbring-Zeremonien oder an fehlenden Grenzen, die das Einschlafen unnötig erschweren.

Die häufigste Ursache für Einschlafstörungen sind Einschlafhilfen, die zwar für junge Säuglinge wichtig und richtig waren, die aber über den dritten Monat hinaus beibehalten werden. Oft schleichen sich solch aufwändige Zeremonien in Zeiten besonderer Anforderungen ein, etwa bei Schreibabys, während einer Krankheit, im Urlaub oder nach einem Umzug. In solchen Phasen brauchen Kinder tatsächlich mehr Nähe und Sicherheit – gerade abends. Sie dürfen herumgetragen werden, bis sie einschlafen, dürfen an der Brust schlummern oder mit Ihnen sogar auf dem Gymnastikball wippen. Solange Sie diese Hilfsmaßnahmen nur in »Notfällen« ergreifen, spricht nichts dagegen.

Marotte oder echtes Bedürfnis?

Manche Eltern lassen sich ein, zwei Stunden am Ohr zupfen, weil ihr Sprössling anders anscheinend nicht in den Schlaf findet. Sie halten diese »Marotte« für ein echtes Bedürfnis ihres Kindes und wollen dieses befriedigen. Es ist auch bequemer, den Forderungen des Kindes nachzugeben, als einen Machtkampf auszutragen. Doch genau darin liegt das Missverständnis: Das Baby hat diese Gewohnheit zwar lieb gewonnen, sein Glück hängt davon aber nicht ab. Ein echtes Bedürfnis ist das Zupfen nicht.

DIE ENTWICKLUNG KANN DEN SCHLAF STÖREN

In den ersten Lebensjahren entwickeln sich Kinder enorm schnell. Viele Entwicklungsschritte, die manchmal in regelrechten Schüben stattfinden, können Kinder irritieren und zu vorübergehenden Schlafschwierigkeiten führen.

> Das Zahnen kann den Schlaf beeinträchtigen, wenn beispielsweise ein Backenzahn durchbricht und Schmerzen verursacht.

> In der Abstillphase kann das Baby verunsichert sein und nachts vermehrt nach der Mutter verlangen.

> Im zweiten Halbjahr entwickeln Babys einen wachsenden Drang zur Selbstständigkeit, die mit dem Abstillen als erster Trennungsphase beginnt. Gleichzeitig entsteht eine starke Bindung zu den Eltern und damit auch eine verstärkte Trennungsangst.

> Das so genannte erste Trotzalter (ab etwa 15 Monaten) bringt ebenfalls neue Herausforderungen für den Schlaf. Insbesondere beim Einschlafen testen Kinder gern ihre Grenzen aus und gewinnen neue Spielräume, indem sie mit einem kräftigen »Nein« reagieren.

> Gegen Ende des zweiten Lebensjahres tauchen ängstigende Träume auf, die im dritten und vierten Lebensjahr, den »magischen« Jahren, wegen der nun sehr lebhaften Fantasie noch zahlreicher werden.

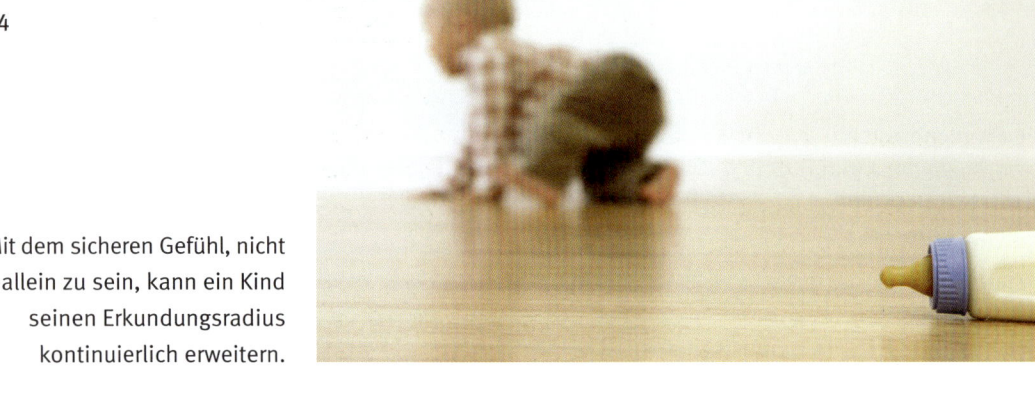

Mit dem sicheren Gefühl, nicht allein zu sein, kann ein Kind seinen Erkundungsradius kontinuierlich erweitern.

Es ist erstaunlich, wie oft Eltern über ihre eigenen Grenzen gehen, um den vermeintlichen Bedürfnissen ihres Kindes gerecht zu werden. Nicht selten geraten sie dabei in einen Teufelskreis: Vater und Mutter machen verrückte und manchmal sehr bizarre Einschlafgewohnheiten ihres Kindes oft so lange mit, bis diese ritualisiert sind.

Völlig genervt und ausgelaugt entwickeln sie irgendwann Aggressionen gegen ihr Kind. Das wiederum ruft bei fast allen Eltern tiefe Schuldgefühle hervor. Sie wollen liebevoll sein und wissen, dass sie nicht so reagieren sollten. Also bemühen sie sich um Wiedergutmachung und lassen das Kind sogar noch länger an sich herumzupfen, bis sie selbst immer erschöpfter werden. Und nun beginnt der Kreislauf von vorn. In der Tat ist es gar nicht leicht – aber machbar! –, von solchen ritualisierten Gewohnheiten wegzukommen. Was Sie tun können, um Ihr Kind umzugewöhnen, erfahren Sie ab Seite 82.

Die neue Freiheit

Hinter den hartnäckigen Versuchen eines Kindes, das Zubettgehen hinauszuzögern oder nicht auf die Anwesenheit eines Elternteils beim Einschlafen verzichten zu wollen, können auch Trennungsschwierigkeiten stehen. Gerade in Entwicklungsphasen, in denen kleine Kinder den Umgang mit Trennungen erlernen und mehr Selbstständigkeit entwickeln, treten daher auch vermehrt Schlafprobleme auf. Ab dem neunten Monat streben Babys immer mehr nach Autonomie. Sie beginnen erst einmal zu krabbeln, dann zu laufen – und können sich so von den Schutz gebenden Eltern wegbewegen. Andererseits ist so viel neue Freiheit auch beängstigend. Wer oder was verspricht Schutz und Sicherheit, wenn Mutter und Vater außer Sichtweite sind? Noch dazu machen Fremde den Kindern Angst, wenn sie zu nahe kommen: Die Babys beginnen zu »fremdeln«.

Der Erkundungsdrang des Kindes steht in dieser Phase in einer Wechselbeziehung zu seinem Bedürfnis nach Nähe: Je weiter es sich von der sicheren Basis wegbewegt, umso größer wird das Bedürfnis nach Rückversicherung und Nähe.

Die Rückversicherung

In dieser Phase versichert sich ein Baby immer wieder, ob die Bezugsperson noch da ist: Es sucht sie, es krabbelt oder läuft ihr hinterher oder schreit nach ihr. Das Baby muss erst lernen, dass seine Eltern immer da sind und wiederkommen, auch wenn es sie einmal nicht sehen kann. Unter diesen Umständen ist es nur verständlich, dass sich auch (und gerade) beim Schlafengehen Trennungsängste zeigen. Die Kinder, bei denen das Abschiednehmen für kurze Trennungsphasen tagsüber funktioniert und die in der Lage sind, sich selbst zu beruhigen (zum Beispiel indem sie brabbeln, sich wiegen oder saugen), werden damit am besten fertig. Sehr hilfreich sind auch ein vertrauter Teddy, ein Schmusetuch oder Schnuller. Solche Lieblingsstücke werden oft zu ständigen Begleitern, die helfen, Trennungszeiten zu überbrücken.

Feste Regeln helfen

Die Entwicklung zur Selbstständigkeit ist ein langer Prozess, der seinen (vorläufigen) Höhepunkt vor dem zweiten Geburtstag findet, wenn das Kind in der so genannten ersten Trotzphase angekommen ist. Trotz und Wut sind der Ausdruck dafür, dass vielen selbstständigen Vorhaben Grenzen gesetzt sind. Doch ein Kind muss seine Grenzen ständig erweitern. Jetzt ist es an den Eltern, sich bei diesen Machtkämpfen den Kindern nicht willenlos zu ergeben. Manche Eltern tun sich schwer damit, weil sie Grenzen für autoritär und einschränkend halten. Dabei sind verlässliche Grenzen der stützende Halt, nach dem Kinder in solch einer Entwicklungsphase suchen.

BERUHIGT IN DIE NACHT
Ein Kind kann sich nur dann vertrauensvoll dem Schlaf hingeben, wenn sein Bedürfnis nach Nähe und Geborgenheit gestillt ist.

Kinder, die zu wenig Halt (Grenzen) spüren, werden unsicher und können sich zu kleinen Tyrannen entwickeln, die bestimmen wollen, wer sie ins Bett bringt, oder die nur mit der Saftflasche im Mund bereit sind einzuschlafen. Sie lassen sich vieles einfallen, um das Schlafengehen hinauszuzögern. Sie verlangen mehr Umarmungen, einen weiteren Schluck Wasser, müssen noch mal ganz dringend Pipi, noch schnell etwas Wichtiges erzählen und einmal mehr das Licht an- und ausmachen oder ins Bett der Eltern klettern. Ältere Kinder kommen vielleicht immer wieder aus ihrem Bett. In diesen Situationen hilft nur liebevolles, konsequentes und entschlossenes Vorgehen.

Wenn eigene Kindheitserlebnisse belasten

Neben den Schwierigkeiten, Grenzen zu setzen, gibt es noch eine ganze Reihe weiterer Ursachen für kindliche Schlafprobleme, die die Eltern – meist unbewusst – durch ihr Verhalten beeinflussen. So manche Mutter und mancher Vater tragen nämlich belastende Erinnerungen, Erfahrungen und Gefühle aus ihrer eigenen Vergangenheit mit sich. Wenn Sie beispielsweise selbst Angst vor Dunkelheit oder dem Alleinsein haben, liegt es nahe, dass Sie auch bei Ihrem Baby solche Ängste vermuten. Oder wenn Sie das Gefühl der Verlassenheit in der eigenen Kindheit verspürt haben, verabschieden Sie sich abends vielleicht nur ungern und sehr zögerlich von Ihrem Baby – und kommen schon beim kleinsten Laut zum Kinderbett zurück, denn Sie wollen natürlich auf keinen Fall, dass auch Ihr Kind solche Ängste ausstehen muss. Dabei entwickeln sich Ängste oft erst durch solch gut gemeintes Verhalten. Ein unruhiger Schlaf ist die Folge. Babys und Kleinkinder orientieren sich daran, welche Gefühle ihnen ihre Eltern beim Einschlafen vermitteln – und sie suchen bei den Eltern nach Rückversicherung und Geborgenheit.

Manche Eltern haben selbst schmerzhafte Trennungen erlebt, waren als Kinder vielleicht in einem Heim oder mussten für längere Zeit allein ins Krankenhaus. Jetzt als Mutter oder Vater fällt es ihnen schwer, anzunehmen, dass kurze Trennungen – und sei es nur für die Nacht – ihrem Kind durchaus zumutbar sind, ja

TIPP
Fachleute empfehlen, in die eigene Kindheit zurückreichende vage Angsterinnerungen aufzuschreiben. Dadurch werden sie konkreter und lassen sich weniger auf das Kind projizieren.

seine Entwicklung sogar fördern, weil es durch ihre Bewältigung an Selbstständigkeit und Selbstvertrauen gewinnt. Weint das Kind dieser Eltern beim Zubettgehen, reagiert es damit nur auf deren Ängste und spürt deren Unsicherheit. Doch die Eltern deuten dies fälschlicherweise als Angst vor dem Verlassenwerden, die in ihnen selbst bewusst oder unbewusst wieder auflebt.

Spüren auch Sie, dass Sie ähnliche »Altlasten« mit sich herumtragen? Manchmal kann schon ein Gespräch mit einer vertrauten Person Entlastung bringen. Auch Beratungsstellen für Eltern mit Babys und Kleinkindern (Adressen ab Seite 122) bieten Unterstützung an. In schwierigen Fällen könnte eine Psychotherapie helfen, schmerzhafte Erlebnisse aufzuarbeiten.

Kinder fühlen mit – und fordern ein

Kinder haben bekanntermaßen sehr feine seelische Antennen, durch die sie wegen ungelöster Konflikte in der Familie vom Schlaf abgehalten werden können. Sie spüren, wenn ihre Eltern beruflich gestresst sind oder die Mutter unzufrieden ist, weil sie ihren Beruf aufgegeben hat. Spannungen zwischen den Eltern, beispielsweise wegen unterschiedlicher Meinungen zu Erziehungsfragen, sowie Probleme in der Partnerschaft lassen sich vor Kindern ohnehin kaum verheimlichen. Manchmal verhindern kindliche Schlafgewohnheiten sogar, dass sich die Eltern mit ihren ungelösten Paarkonflikten auseinandersetzen können – etwa wenn das Baby mit im Elternbett schläft.

Erhalten Kinder tagsüber nicht genug Kuscheleinheiten, holen sie sich eben nachts, was sie brauchen. Haben beide Eltern am Tag nur wenig Zeit für ihr Kind, lösen sich Schlafprobleme oft bereits, indem sie dem Nachwuchs vor dem Zubettgehen mehr Zeit und ungeteilte Aufmerksamkeit schenken.

WICHTIG

Schlafprobleme, die Sie nicht selbst in den Griff bekommen, sind immer ein Fall für Experten. Scheuen Sie sich nicht, Ihren Kinderarzt aufzusuchen oder sich direkt an eine Beratungsstelle zu wenden (Adressen ab Seite 122). Sie sollten sich in jedem Fall von einem Experten beraten lassen,

> wenn Sie den Verdacht haben, Ihr Kind könnte an einer körperlich bedingten Schlafstörung leiden,
> wenn die Schlafprobleme die Beziehung zu Ihrem Kind belasten,
> wenn sie Ihr Familienleben oder Ihre Partnerschaft langfristig beeinträchtigen,
> wenn ein Geschwisterkind nicht mehr genug Zuwendung erhält,
> wenn das Schlafverhalten Ihres Kindes bei Ihnen selbst zu einem chronischen Schlafdefizit führt.

Was tun bei Ein- und Durchschlafproblemen?

In den allermeisten Fällen hilft schon etwas Wissen über den kindlichen Schlaf, um Schlafprobleme von Kindern richtig zu deuten und schnell in den Griff zu bekommen.

In meinen Armen schläft mein drei Monate altes Baby schnell und gut ein. Will ich es dann ablegen, wacht es gleich wieder auf. Woran liegt das?

Ein Baby fällt in den ersten Monaten zunächst in den oberflächlichen (REM-)Schlaf, aus dem es leicht wieder aufwacht. Warten Sie einfach ein bisschen länger, ehe Sie Ihr Baby ins Bett legen. Wenn Arme und Beine schwer nach unten hängen, ist das Kleine im tiefen Schlaf angekommen. Noch besser: Legen Sie es kurz vor dem Einschlafen in sein Bettchen.

Unser Baby ist am Abend nicht ins Bett zu kriegen. Es fordert uns geradezu zum Spielen heraus und ist dabei auch ganz munter. Wir möchten aber gern, dass es früher schläft. Wie können wir das erreichen?

Vermutlich gehört Ihr Kind zu den »Nachteulen«. Es ist ein Abendmensch und deshalb länger munter als andere. Sie können versuchen, die Einschlafrituale jede Woche um eine Viertelstunde vorzuverlegen, bis Sie bei der gewünschten Einschlafzeit sind. Allerdings müssen Sie Ihr Kind dann auch entsprechend früher wecken. Denn der Schlafbedarf als solcher ändert sich nicht.

Ich glaube, mein Baby schreit nachts, weil es Angst vor der Dunkelheit hat. Würde es helfen, ein Nachtlicht anzubringen?

Sie können sicher sein: Ihr Baby hat keine Angst – es kommt schließlich aus dem Dunkeln Ihres Bauches. Ängste vor Dunkelheit entwickeln sich frühestens im dritten Lebensjahr. Ein Nachtlicht braucht es also nicht. Ein Lämpchen kann jedoch Ihnen selbst helfen, sich nachts besser im Zimmer zu orientieren.

Unsere Tochter (knapp eineinhalb Jahre) bewegt sich vor dem Einschlafen oft so heftig im Bett, dass wir es nebenan im Wohnzimmer »klopfen« hören. Wenn wir dann nach ihr sehen, ist sie zwar ganz schläfrig, liegt aber auf dem Bauch und stößt mit ihrem Kopf gegen das Bett. Wie können wir das verhindern?

Sie müssen gar nichts dagegen tun. Die rhythmischen Bewegungen vor dem Einschlafen sind normalerweise unbedenklich und dienen vielen Kindern etwa bis zur Vollendung ihres ersten Lebensjahrs als Einschlafhilfe. Sorgen Sie lediglich dafür, dass das Bett Ihrer Tochter gut ausgepolstert ist, damit sie sich nicht verletzen kann.

Mein Sohn (ein Jahr) will sich seit etwa einer Woche partout nicht mehr zur gewohnten Zeit ins Bett bringen lassen, obwohl das bisher problemlos funktionierte. Woran kann das liegen?

Der Schlafbedarf eines Kindes nimmt mit zunehmendem Alter langsam ab. Vielleicht braucht Ihr Sohn einfach etwas weniger Schlaf. Verkürzen Sie den Mittagsschlaf. Wenn er tagsüber fit ist, spricht nichts dagegen, ihn abends etwas später hinzulegen. Wollen Sie es genau wissen, können Sie ein Schlaftagebuch führen (Vorlage im eingehefteten Folder).

Meine Tochter (eineinhalb Jahre) kann schon allein einschlafen. Jetzt habe ich Angst, dass sie das im anstehenden Urlaub wieder verlernen könnte.

Es gibt Situationen, die besondere Anforderungen an Kinder stellen. In solchen Phasen sind Ausnahmen erlaubt – etwa im Urlaub, nach einem Umzug, beim Eintritt in den Kindergarten oder während einer Krankheit. In dieser Zeit brauchen Kinder extra viel Nähe und Sicherheit. Reicht der Tag nicht aus, ihnen diese Geborgenheit zu vermitteln, dürfen sie – vorübergehend – auch in Anwesenheit der Eltern einschlafen. Das Wichtigste ist, dass Sie und Ihre Tochter es schaffen, nach dem Urlaub schnell wieder zu den gewohnten Alltagsregeln zurückzukehren.

Ich habe große Schwierigkeiten, meinem Kind beim Einschlafen Grenzen zu setzen. Woran könnte das liegen?

Normalerweise betrifft das Grenzensetzen nicht nur den Schlaf, sondern alle Lebenssituationen des Kindes. Manche Eltern haben Schwierigkeiten, weil sie selbst von ihren Eltern keine Grenzen gesetzt bekamen. Andere Eltern hingegen scheuen diese Konflikte, weil sie selbst sehr autoritär erzogen wurden oder weil sie es nicht ertragen können, wenn ihre Kinder weinen. Was die Ursachen in Ihrem Fall auch immer sein mögen: Am besten vertrauen Sie darauf, dass konsequente Grenzen Ihrem Kind nur guttun können.

Seit der Trennung von meinem Mann schläft mein zweijähriger Sohn bei mir im Bett. Ist das in Ordnung?

Veränderungen in der Familiensituation, etwa eine Trennung der Eltern, können feste Regeln (vorübergehend) außer Kraft setzen. Aber auch allein Erziehende oder Adoptiveltern tun sich – verständlicherweise – manchmal schwer damit, dass ihre Kinder allein schlafen sollen. Das »Familienlager« ist akzeptabel, wenn alle Beteiligten gut damit leben beziehungsweise schlafen können. Allerdings ist es wichtig, dass ein Kind nicht schleichend zum »Ersatzpartner« wird oder andere Sehnsüchte stillen soll.

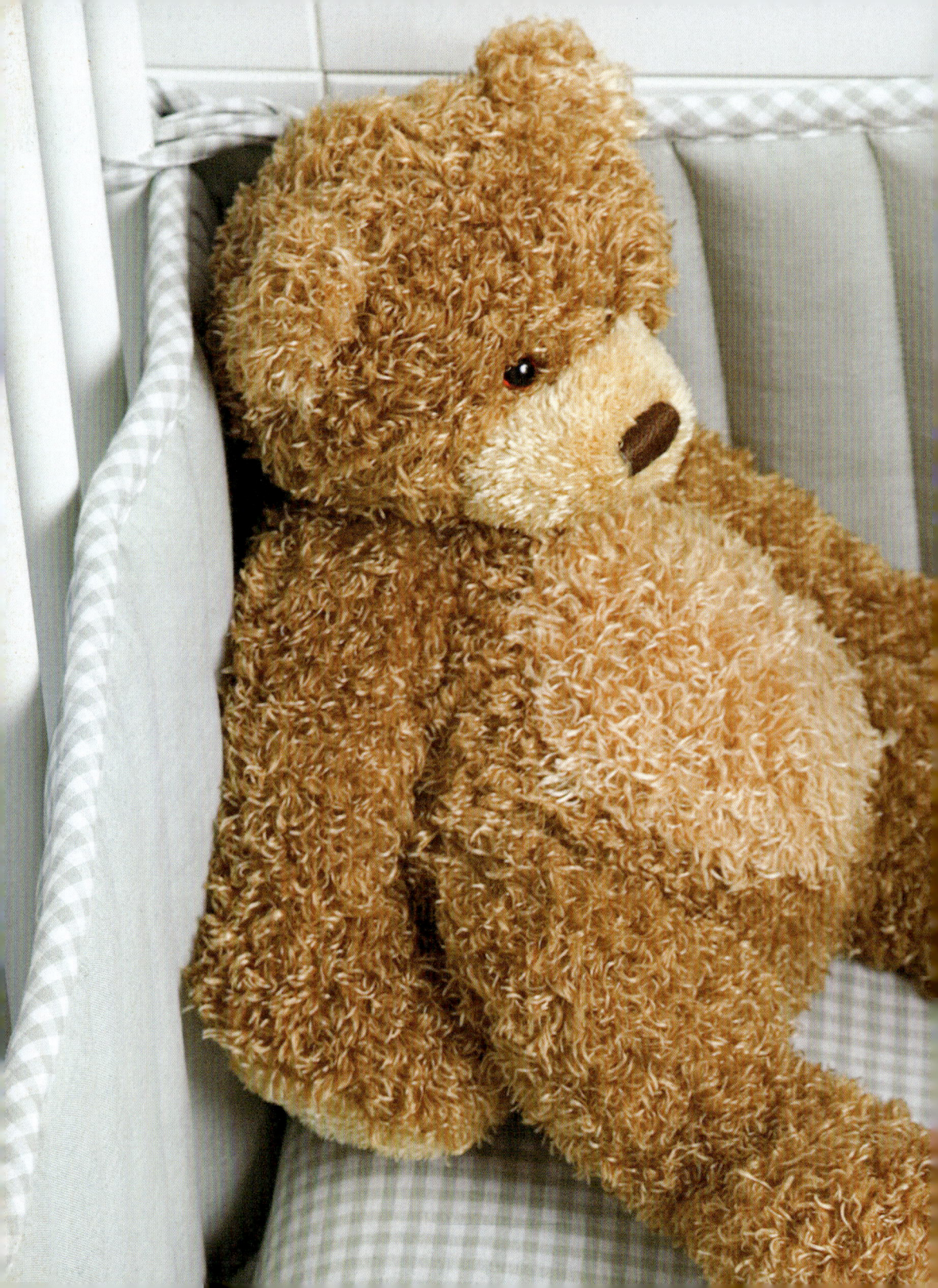

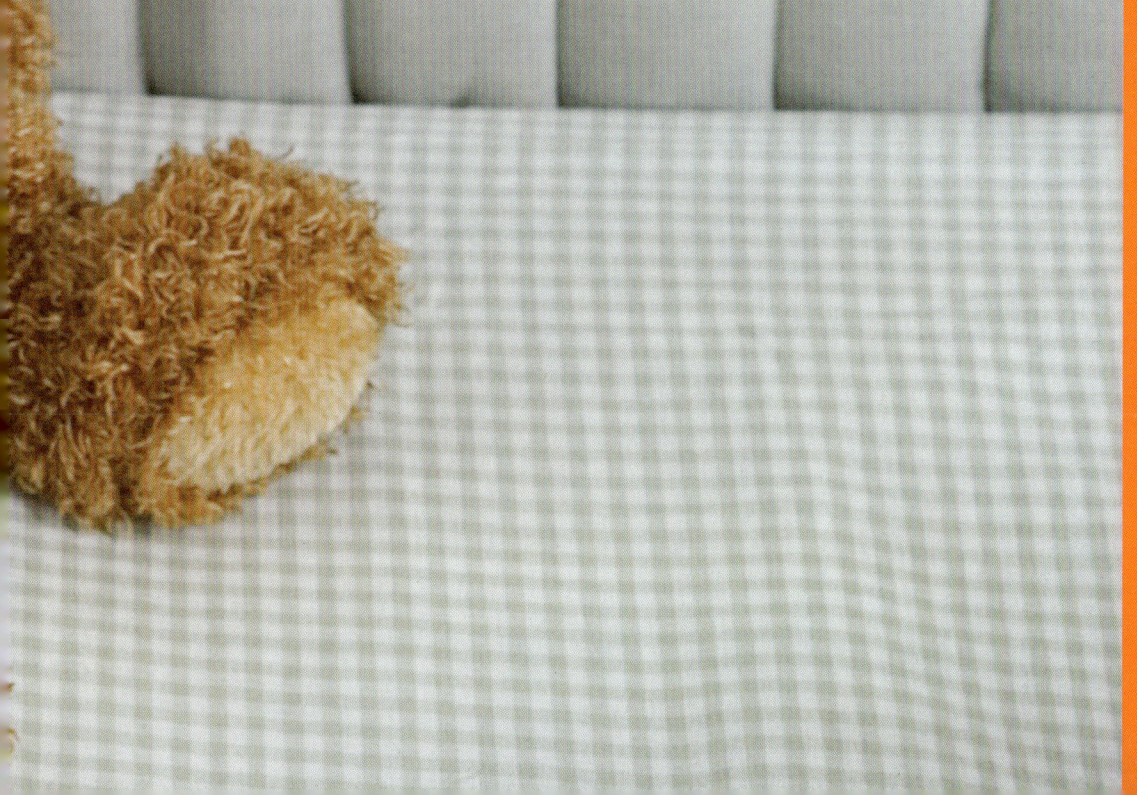

GUT GEBETTET IN DEN SCHLAF

Damit Ihr Kind entspannt ein- und durchschlafen kann, müssen neben Zuwendung und dem Gefühl von Geborgenheit auch einige äußere Bedingungen stimmen.

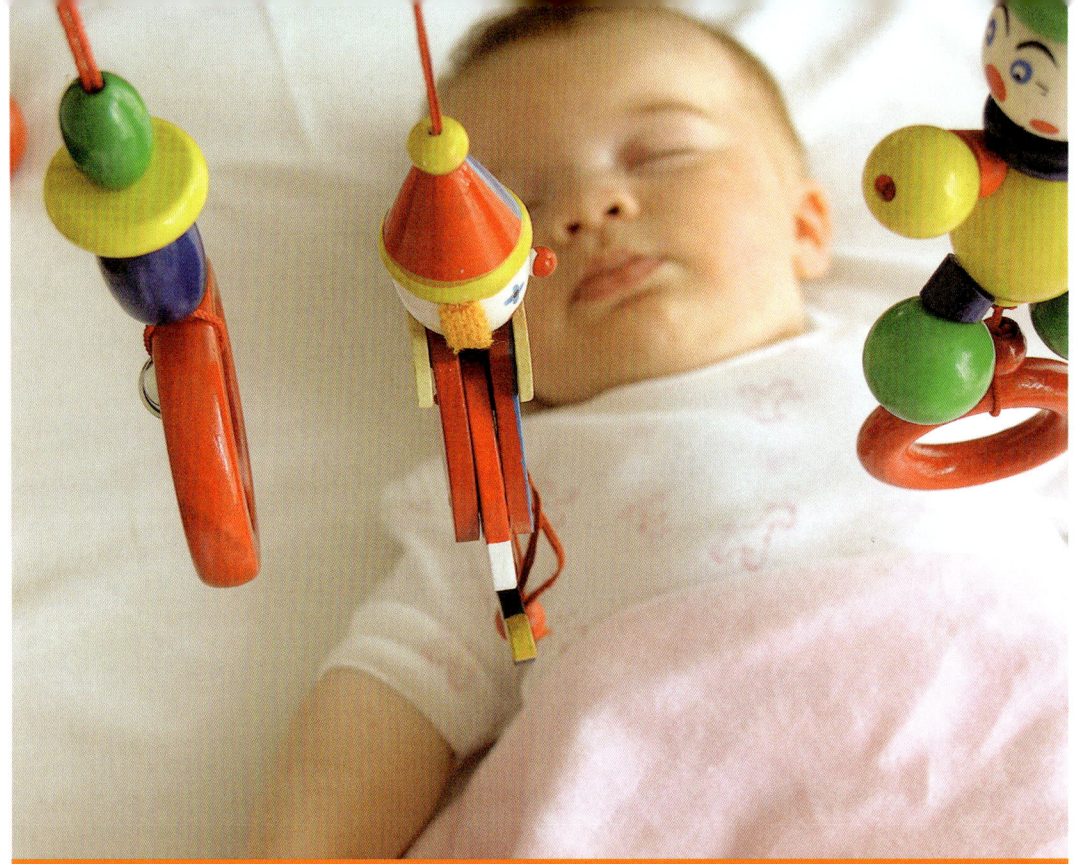

Die Schlafumgebung

Um die besten Voraussetzungen für den guten Babyschlaf zu schaffen, müssen Eltern zunächst einen wahren Berg an praktischen Fragen klären. Wo soll das Kind am besten schlafen: bei den Eltern oder im eigenen Kinderzimmer? In einem Bettchen oder in der Wiege? Was muss bei der Ausstattung beachtet werden? Auch die Sicherheit im Schlaf ist ein wichtiges Thema. Schließlich begleitet die Angst vor dem so genannten plötzlichen Säuglingstod in den ersten Monaten beinahe alle Eltern.

Schlafen im Elternbett

Ob Kinder bei ihren Eltern im Bett schlafen sollten, ist ein fortwährend heiß diskutiertes Thema, das Eltern und Erziehungsprofis in zwei Lager teilt: diejenigen, die es strikt ablehnen, und jene, die darin keinen negativen Einfluss auf die kindliche Entwicklung sehen. Sicher: Sexualleben und Partnerschaft der Eltern können beeinträchtigt werden, wenn das Baby regelmäßig mit im Ehebett schläft. In diesem Fall hilft es den Eltern jedoch schon, räumlich und zeitlich nach Alternativen für das intime Zusammensein zu suchen. Letztendlich muss jedoch jedes Elternpaar selbst entscheiden, ob das Ehebett zum »Familienlager« werden soll oder nicht. Empfinden alle – Vater, Mutter und Kind – das Schlafarrangement als angenehm, ist die wichtigste Voraussetzung für einen erholsamen Schlaf bereits erfüllt.

Trotzdem sollten Eltern nicht vergessen, dass babylose Zeiten helfen, sich intensiver zu erholen und neue Kraft zu tanken, wovon wiederum auch das Kind profitiert. Drängt ein Baby nämlich nachts immer wieder zur Mutterbrust oder macht sich ein unruhiges Kind zwischen den Eltern im Bett breit, ist es mit der nächtlichen Erholung für die Großen nur allzu schnell vorbei.

Still-Babys

Gerade bei neugeborenen Babys ist es für die stillende Mutter sehr bequem, das Kind ganz in der Nähe zu haben. Denn dann muss sie nachts nicht aufstehen, sondern kann ihr Kind liegend und im Halbschlaf stillen. In den ersten Monaten ist an dieser Methode überhaupt nichts auszusetzen. Spätestens wenn Ihr Kind nachts nicht mehr gestillt wird, kann aus dem Stillen im Liegen allerdings leicht eine »Einschlafhilfe« (ab Seite 82) werden, die das Baby sowohl am Ein- als auch am Durchschlafen hindert. Mütter mit einem besonders leichten Schlaf können zudem durch die stete Anwesenheit des Babys erheblich in ihrem Schlaf gestört werden und in ein zunehmendes Schlafdefizit geraten, wenn das Baby in der Nacht immer wieder an die Brust drängt. Auch das Abstillen gelingt einfacher, wenn Ihr Baby nicht immer die duftende und warme Mutterbrust vor der Nase hat.

TIPP

So schön es auch ist, wenn das Baby beim Trinken im Arm einschlummert … Sorgen Sie dafür, dass Ihr Baby bereits in den ersten Monaten lernt, in seinem eigenen Bett einzuschlafen. So müssen Sie zu einem späteren Zeitpunkt nicht umstellen.

Gefahr im Elternbett

Viele Eltern würden ihr Baby zwar gern mit ins eigene Bett nehmen, befürchten aber, sie könnten sich im Schlaf versehentlich auf das Kind legen. Wie Untersuchungen gezeigt haben, ist diese Sorge völlig unbegründet – sofern die Eltern nicht unter Alkohol- oder Drogeneinfluss stehen. Die größte Gefahr im Elternbett geht für ein kleines Baby weniger von den Eltern als von Kopfkissen und schweren Decken (Seite 37) aus, unter denen es ersticken kann. Außerdem ist die Körperwärme der Eltern für einen gesunden Schlaf des Kindes ungünstig. Sie können dem kleinen Gast jedoch aus einem Stillkissen oder aus aufgerollten Handtüchern ein gemütliches Nestchen auf der »Besucherritze« einrichten. Die sicherste Lösung ist, Stubenwagen oder Bettchen neben das Ehebett zu stellen und das Kind nur zum Stillen herauszunehmen.

Aus Gewohnheit ins Bett der Eltern

In manchen Familien ist es im Lauf der Zeit einfach zur Gewohnheit geworden, dass das Kind (manchmal sogar die Kinder) bei den Eltern im Bett schlafen. Um einen Konflikt beim Zubettgehen zu vermeiden oder um nachts nicht immer wieder aufstehen zu müssen, nehmen Eltern in Kauf, dass sie selbst ihre Nachtruhe nur eingeschränkt genießen können. Am besten machen Sie sich von Anfang an klar, dass Kinder, die aus purer Bequemlichkeit bei den Eltern schlafen, mit der Zeit zu störenden Dauergästen werden können. Die Umgewöhnung, im eigenen Bett und ohne Eltern einzuschlafen, fällt diesen Kindern meist besonders schwer. Sie brauchen später sehr viel Hilfe und Unterstützung, um diesen entscheidenden Entwicklungsschritt nachzuholen.

Stubenwagen, Wiege oder gleich ein Bett?

In den ersten Monaten braucht ein Baby nur wenig Platz zum Schlafen. Zum einen ist es noch sehr klein, zum anderen fühlte es sich ja auch im engen Mutterleib behaglich und wohl. Ein mobiler Stubenwagen, eine Wiege und sogar ein gut gepolsterter Wäschekorb aus Weidengeflecht sind daher als erste Schlafstatt ebenso geeignet wie ein normales Gitterbett.

SCHLAFEN AUF DERSELBEN ETAGE
Untersuchungen haben ergeben, dass Kinder bis zum Schulalter häufig schlechter schlafen, wenn ihr Zimmer auf einer anderen Etage liegt als das Elternschlafzimmer. Falls Sie die Wahl haben, sollten Sie das berücksichtigen.

Mobil mit dem Stubenwagen

Viele Eltern träumen schon vor der Geburt davon, wie ihr Baby glücklich und zufrieden in einem gemütlichen Stubenwagen schlummert. Solche nostalgischen Körbe haben tatsächlich einen großen Vorteil, denn Sie können Ihr schlafendes Baby immer dorthin schieben, wo Sie sich gerade aufhalten. Vielen Eltern vermittelt das gerade in den ersten Monaten ein Gefühl der Sicherheit. Und auch das Baby fühlt sich sicher und geborgen, denn der Stubenwagen bietet ihm nur begrenzten Raum und erinnert es dadurch an den Mutterleib.

Auf Dauer wird der Stubenwagen jedoch zu klein: Da er üblicherweise gerade einmal 50 mal 80 Zentimeter misst, ist ihm das Baby schnell entwachsen. Dann muss ein neues Bett angeschafft werden, und damit entstehen erneut Kosten.

Die Babywiege

Etwas größer als der Stubenwagen sind Babywiegen. Manche Modelle lassen sich ebenfalls auf Rollen von Zimmer zu Zimmer schieben. Das Besondere an einer Wiege ist – wie der Name schon sagt –, dass Sie Ihr Kind darin sanft hin- und herwiegen können, um es zu beruhigen. Wenn Sie einmal damit angefangen haben, müssen Sie jedoch auch dazu bereit sein, sich beim Einschlafen neben die Wiege zu setzen oder zu legen und diese immer wieder leicht anzutippen, bis Ihr Kind schläft. Die Gefahr, dass das Wiegen zur unbedingt notwendigen Einschlafhilfe wird, besteht allerdings kaum. Denn mit rund sechs Monaten ist Ihr Baby dieser Schlafstatt sowieso entwachsen, und Sie müssen es in ein größeres Bett umgewöhnen. Aus der Wiege kommend kann das manchmal etwas dauern. Doch mit den entsprechenden Einschlafritualen, zum Beispiel einem Nest, einem Stillkissen, einem Betthimmel und Vorsingen, klappt es in der Regel gut.

Eines ist bei der Babywiege für die Sicherheit Ihres Kindes ganz wichtig: Vergessen Sie unter keinen Umständen, die Schaukelfunktion nach dem Einschlafen wieder festzustellen. Besonders lebhafte oder größere Babys könnten die Wiege im Schlaf zum Schaukeln bringen und herausfallen.

TIPP

Wenn Sie Geld sparen möchten, schauen Sie sich um: Stubenwagen werden relativ häufig secondhand angeboten. Sie sind wesentlich günstiger als neue, obwohl sie oft kaum Gebrauchsspuren aufweisen.

Kinderbett und Ausstattung

Aus Kostengründen, aber auch um dem Kind das Umgewöhnen zu ersparen, lassen viele Eltern ihr Baby von Anfang an in einem Gitterbett schlafen. Die Auswahl an Bettchen für die Kleinsten ist heute sehr groß, was die Entscheidung manchmal erschwert. Es gibt einige Qualitätsmerkmale, die es Ihnen erleichtern, das richtige Modell zu finden. Denn das Gitterbettchen sollte Ihnen nicht nur gefallen, sondern muss auch ein paar wichtige Sicherheitskriterien erfüllen, die maßgeblich dazu beitragen, dass sowohl Sie als auch Ihr Nachwuchs ruhig und sicher schlafen können.

Der Lattenrost

Damit Sie sich beim Ablegen nicht zu sehr bücken müssen, Ihr Baby aber auch dann nicht herauskullert, wenn es schon größer ist und sich im Bett aufrichten kann, sollte der Lattenrost zumindest dreifach höhenverstellbar sein. Dabei sollte die obere Position mindestens 40 Zentimeter von der Oberkante entfernt sein.

Die Gitterstäbe

Sie sollten mindestens einen Abstand von 4,5, höchstens aber von 7,5 Zentimetern haben. Sonst kann Ihr Kind mit den Händen, den Füßen oder dem Kopf zwischen den Stäben stecken bleiben. In der Regel lassen sich zwei oder drei Gitterstäbe herausnehmen, damit ein Kleinkind ohne gefährliche Kletterpartien selbst in das oder aus dem Bett schlüpfen kann. Diese »Autonomie« hat den Nachteil, dass Ihr Kind jederzeit das Bett verlassen und in der Wohnung herumwandern kann. Aus diesem Grund empfiehlt es sich, die Stäbe erst dann zu entfernen, wenn der Nachwuchs tatsächlich versucht, aus dem Bett zu klettern. Sonst bringen Sie Ihr Kind womöglich nur auf neue Ideen, auf die es ohne Ihre Anregung (noch) gar nicht gekommen wäre.

Die Matratze

Die Auswahl an Kindermatratzen ist beinahe so groß wie die bei den Bettchen selbst. Latex- und Hartschaummatratzen haben sich besonders bewährt. Sie sind auch für Familien mit Allergi-

TIPP
Empfehlenswert sind Matratzen mit einer festen Babyseite und einer weicheren Kleinkinderseite. Das schont den Geldbeutel, wenn das Babybett zum Kinderbett wird.

kern am besten geeignet. Egal, für welches Material Sie sich entscheiden: Achten Sie in jedem Fall darauf, dass die Matratze als schadstoffarm ausgewiesen ist. Sie sollte außerdem höchstens zehn Zentimeter dick, nicht zu hart, aber auch nicht zu weich sein, damit das Kind nicht mehr als zwei Zentimeter tief in die Matratze einsinkt. Wichtig ist auch ein trittfester Rand (Trittrahmen), damit die kleinen Füße nicht zwischen Holzrahmen und Matratze einklemmen, wenn das Kind auf dem Matratzenrand steht und sich an den Stäben nach oben zieht.

Kopfkissen und Decke

Bei der »Innenausstattung« des Bettes ist weniger mehr. Auf ein Kopfkissen beispielsweise sollten Sie ganz verzichten, da Babys keines benötigen und außerdem darunter ersticken könnten. Legen Sie eventuell eine Moltonwindel unter das Köpfchen, die Sie an den Seiten fest unter die Matratze stecken. Auch von einem Schaffell im Babybett raten Experten ab, da es die Wärmeregulierung erschwert und zu Überhitzung (SIDS-Gefahr, Seite 45) führen kann. Am Boden oder als winterlicher Schutz im Kinderwagen kann ein Fell dagegen gute Dienste leisten. Wenn der Schlafsack allein nicht ausreicht, decken Sie Ihr Baby zusätzlich mit einer dünnen Woll- oder Baumwolldecke zu. Daunen- und Federbett bergen wie ein Kissen die Gefahr, das Baby zu ersticken. Und zudem können die Kleinen nicht abschwitzen.

Ein guter Platz fürs Bettchen

Solange ein Kind noch ganz klein ist, braucht es kein eigenes Kinderzimmer. Tagsüber will es getragen werden, auf Mamas und Papas Bauch kuscheln, den Eltern bei der Arbeit zusehen oder schlafen. Deshalb stellen viele Eltern das Kinderbett in den ersten Monaten gern zu sich ins Schlafzimmer. Zum einen bedeutet das kürzere Wege für stillende Mütter, zum anderen hört man sofort, wenn irgendetwas mit dem Baby nicht stimmt. Der so genannte Ammenschlaf von Müttern ist jedoch oft so leicht, dass schon das leise Atmen ihres Kindes sie kaum ein Auge zumachen lässt. In diesem Fall ist es besser, das Bettchen in ein anderes Zimmer zu

ÄUSSERE UMSTÄNDE
Steht das Bettchen Ihres Kindes an einer kalten Außenwand? Ist es besonders laut? Wohnen Sie sehr beengt? Auch diese und ähnliche Faktoren können einem erholsamen Schlaf im Weg stehen.

stellen. Lassen Sie jedoch alle Türen offen, damit Sie rechtzeitig bemerken, wenn Ihr Kind weint und Ihre Hilfe und Nähe braucht. Egal, in welchem Zimmer das Bettchen steht: Stellen Sie es nicht an eine kalte Außenwand und auch nicht so, dass Ihr Baby in der Zugluft liegt. Auch neben der Heizung oder in der Sonne ist nicht der richtige Platz. Und selbstverständlich darf Ihr Kind vom Bett aus weder Steckdose noch Lichtschalter, Stromkabel oder Lampe zu fassen bekommen.

Wie viel Licht darf's denn sein?

Wir schlafen im Dunkeln besser als im Hellen. Dass Dunkelheit einen erholsamen Schlaf unterstützt, liegt unter anderem daran, dass das Gehirn dann vermehrt das schlaffördernde Hormon Melatonin ausschüttet. Kein Wunder also, dass die meisten Menschen ihr Schlafzimmer mit Rollos oder Vorhängen abdunkeln. Trotz allem hat Dunkelheit für beinahe jeden von uns auch etwas Unheimliches. Aus diesem Grund nehmen viele Eltern an, ihre Kinder hätten im Dunkeln Angst.

Bei älteren Kindern (etwa ab dem dritten Lebensjahr) spielt das Licht beim (Ein-)Schlafen tatsächlich oft eine wichtige Rolle. Säuglinge dagegen verunsichert Dunkelheit nicht – im Gegenteil, sie sind es ja noch aus dem Bauch der Mutter gewöhnt. Sie können also auf eine nächtliche Lichtquelle im Zimmer getrost ver-

---

GU-ERFOLGSTIPP   LICHT AUS!

Am besten versuchen Sie, nachts im Babyzimmer ganz ohne Licht auszukommen. Denn Licht ist ein Sinnesreiz, der das Baby wach macht und vom Einschlafen ablenkt. Beherzigen Sie deshalb folgende Tipps:

› Wenn es im Raum stockfinster ist, knipsen Sie ein Nachtlicht an oder lassen Sie die Tür einen Spalt breit offen, um sich besser orientieren zu können, wenn Sie nachts ins Zimmer müssen.

› Füttern Sie nachts im Dunkeln oder bei Schummerlicht, ohne viel zu sprechen.

› Wenn Ihr Baby in der Nacht aufwacht, beruhigen Sie es im Dunkeln – vorzugsweise mit wenigen leisen Worten und ohne es aus dem Bett zu heben.

zichten. Allenfalls ein kleines, verstecktes Nachtlicht für die Steckdose ist zu empfehlen – auch dieses aber nur, damit Sie sich im Dunkeln orientieren können, wenn Sie nachts zu Ihrem Kind müssen. Lassen Sie die Tür trotzdem einen Spalt offen, wenn Ihr Baby schlafen soll. Es fühlt sich weniger wegen des eindringenden Lichts sicher als aufgrund all der vertrauten Geräusche, die es auch tagsüber hört.

Hell und Dunkel unterscheiden

Es ist wichtig, dass Ihr Sprössling möglichst früh lernt, hell und dunkel zu unterscheiden. Hell ist es, wenn er wach ist, und dunkel ist es, wenn er schläft. Für Sie als Eltern bedeutet dies: Spielen Sie nur tagsüber im Hellen mit Ihrem Baby. Gehen Sie viel nach draußen, damit der Nachwuchs Licht tanken kann. Nachts dagegen hat es sich bewährt, dem Kind keinerlei Unterhaltung anzubieten und das Licht – wenn überhaupt – nur zu dimmen (etwa zum Stillen oder Wickeln). Verdunkeln Sie das Zimmer auch, wenn Ihr Baby vormittags, mittags oder am Nachmittag schlafen soll. Auf diese Art lernt es innerhalb kürzester Zeit, dass es nur im Hellen etwas erleben kann. Sobald es dunkel ist, kann es dagegen abschalten, weil es weiß, dass es nichts verpasst. Diese Erkenntnis fördert seinen Schlaf ungemein.

Muntere Schlafgesellen

Wer kann Ihrem Baby im Bett am besten Gesellschaft leisten? Natürlich ein Schlaftier, antworten viele Eltern ganz spontan. So ist es fast selbstverständlich geworden, dass Teddy und Co. mit im Bettchen schlafen. Eine ganze Arche Noah ist jedoch zu viel des Guten. Denn der bunte »Tierpark« nimmt dem Kind den Raum, den es für einen erholsamen Schlaf braucht. Außerdem sollte Ihr Kind selbst seinen Favoriten wählen. Denken Sie zudem daran, dass dieser Liebling immer dabei sein muss, wenn Sie verreisen oder das Kind beispielsweise bei Oma und Opa übernachtet. Je weniger Sie dann packen müssen (und vergessen können), desto besser. Ab dem siebten oder achten Monat wird sich ein Kind der Trennung von Mutter und Vater, die der Schlaf mit sich bringt,

TIPP

Sorgen Sie neben Dunkelheit auch für gute Luft im Schlafraum Ihres Babys. Dazu sollten Sie die Fenster besser mehrmals am Tag ganz öffnen, als sie ständig gekippt zu lassen.

immer bewusster. Ein Kuscheltier erleichtert ihm die Loslösung und kann helfen, Einschlafprobleme zu verhindern. Denn das »Übergangsobjekt«, wie Experten den Kuschelfreund nennen, vertritt die Eltern in ihrer Abwesenheit und spendet Trost. Deshalb ist es eine Zeit lang der treueste Begleiter des Kindes, der überallhin mitkommen darf (und muss).

Hüten Sie sich in dieser Phase davor, das heiß geliebte Kuscheltier gegen ein neues auszutauschen – selbst wenn es noch so unansehnlich geworden ist. Ihr Kind wäre tieftraurig über den Verlust. Manche Kinder dulden noch nicht einmal, dass ihr Kamerad gewaschen wird. Auch das sollten Eltern respektieren.

Von Schnullern und anderen Schmuseobjekten

TIPP

Achten Sie darauf, dass Stoffe, die Sie Ihrem Baby zum Einschlafen anbieten, nur mit unbelasteten Naturfarben eingefärbt sind. Tabu sind synthetische Farben.

Es muss nicht immer ein Stofftier sein. Ein Tuch etwa, das nach Mama (nicht nach ihrem Parfüm!) riecht, wirkt gerade auf kleine Babys sehr beruhigend. Spannen Sie einfach ein Halstuch, das Sie tagsüber getragen haben, über die Matratze. Eine Schmusedecke, zum Beispiel eine leichte Moltonwindel, kann ebenfalls Trost spenden – erinnern Sie sich nur an Linus von den »Peanuts«.

Wenn Sie selbst kreativ werden wollen, spannen Sie ein Stück unbehandelte Seide über ein kleines Knäuel aus Naturwolle und binden dieses mehrmals mit einem Bindfaden ab, sodass vier lange Zipfel herunterhängen. Für manche Babys dient so ein Seidenpüppchen regelrecht als Schnullerersatz. Es hat sogar den Vorteil, dass schon die Kleinsten selbst danach greifen können, wenn es ihnen beim Saugen aus dem Mund rutscht.

Trotzdem ist für viele Säuglinge der Schnuller eine unentbehrliche Einschlafhilfe, weil das Saugen beruhigt. Das kann jedoch schnell ins Gegenteil umschlagen. Sobald nämlich der Schnuller aus dem Mund rutscht, schreien die Babys aufgebracht, bis Sie ihn wieder zurückstecken. Aus diesem Grund mussten schon so manche Mutter und so mancher Vater unzählige Male die eigene Bettruhe unterbrechen. Sobald Ihr Kind den Schnuller selbst wieder in den Mund stecken kann, empfiehlt es sich, gleich mehrere davon ins Bett zu legen. Mit etwas Glück findet Ihr Sprössling dann selbst einen und schläft wieder ein, ohne sich bemerkbar zu machen.

EXTRA

Damit Ihr Kind auch anderswo gut schläft …

Für Kinder ist es – wie für Erwachsene auch – oft gar nicht so einfach, an fremden Orten einzuschlafen. Deshalb wird jeder Urlaub zu einer echten Herausforderung für Eltern und Kind, weil es mehrere Nächte dauern kann, bis ihr Kind sich an die neue (Schlaf-)Umgebung gewöhnt hat. Außer Haus hat Ihr Kind ein stärkeres Bedürfnis nach Nähe und Sicherheit als daheim. Schaffen Sie daher auch in einer neuen Umgebung eine Atmosphäre, in der es sich sicher und geborgen fühlt:

> - Auf jeder Reise und in jeder Nacht, in der das Kind nicht im eigenen Bett schläft, dürfen weder Bettgenosse noch Schnuller fehlen.
> - Vergessen Sie den Baby-Schlafsack nicht. Er wärmt Ihr Kind und signalisiert ihm auch an einem fremden Ort, wann Schlafenszeit ist.
> - Gewöhnen Sie Ihr Kind schon früh an ein Reisebett. Darin kann es nicht nur im Urlaub schlafen, sondern auch bei den Großeltern oder wenn Sie mit ihm bei Freunden eingeladen sind.
> - Halten Sie sich möglichst überall an dasselbe Abendritual. Machen Sie auch Großeltern und Babysitter damit vertraut. Wenn möglich, üben Sie diese Situation ein paar Mal zu dritt.

Auch wenn Kinder daheim von einem Babysitter betreut werden, ist das für die Kleinen eine Herausforderung. Als Eltern sollten Sie daher unbedingt berücksichtigen, dass eine Fremdbetreuung erst dann funktioniert, wenn Ihr Kind Vertrauen zu demjenigen aufgebaut hat, der es hütet, und sich auch von ihm trösten lässt. Nur wenn es sich ebenso sicher fühlt wie bei Ihnen, können auch Sie die freien Stunden wirklich genießen.

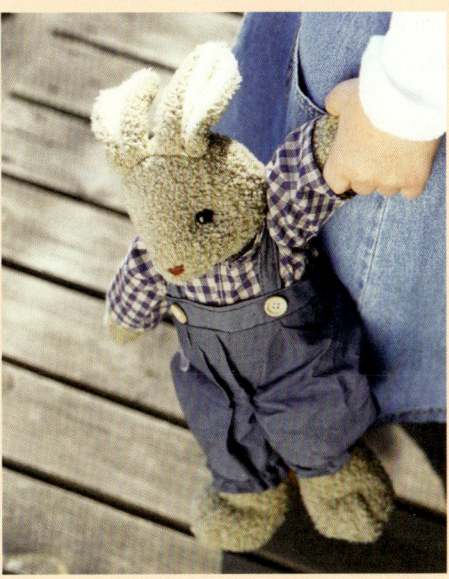

Schlafkleidung und Raumklima

Wie erholsam der Schlaf ist, hängt auch von der Schlafkleidung, von der Temperatur und von der Feuchtigkeit ab. Denn nur wenn alles stimmt, wenn das Baby also weder schwitzt noch friert, kann es ruhig und entspannt schlafen.

Pyjama und Co.

Eine Windel, einen Body und einen dünnen Strampler: Mehr braucht Ihr Baby zum Schlafen nicht. Extra Schlafkleidung ist nicht nötig, da Säuglinge in der Nacht genauso gut den Strampler vom Tag anbehalten können. Sie krabbeln und essen ja noch nicht und machen sich daher kaum schmutzig. Viele Eltern beziehen jedoch das Umziehen in das tägliche Abendritual ein und wechseln deshalb vor dem Schlafengehen die Kleidung ihres Babys. Damit das Wickeln nachts schneller geht, empfiehlt sich ein Schlafanzug, der sich von Fuß zu Fuß aufknöpfen lässt. Im Sommer genügt meist ein Hemdchen oder T-Shirt unter dem Schlafsack. Selbst wenn ein Kind krank ist und Fieber hat, braucht es nicht mehr, sondern eher weniger Kleidung, um einem Wärmestau vorzubeugen.

TIPP

Bekleidung aus Baumwolle ist für die Kleinsten immer die richtige Wahl.

GU-ERFOLGSTIPP   WARM GENUG – ABER AUCH NICHT ZU WARM!

Zu Recht wird im Säuglingsalter vor einer Überhitzung beim Schlafen gewarnt, denn sie ist ein Risikofaktor für den plötzlichen Säuglingstod. Andererseits ist auch eine Unterkühlung gefährlich. Da der Körper während des Schlafens vor allem in den Gliedmaßen auskühlt, können Sie an Füßen und Beinen (Waden) überprüfen, ob es Ihr Kind warm genug hat. Zudem ist eine wohlige äußere Wärme Voraussetzung, damit sich ein Kind vertrauensvoll der Nacht hingeben kann.
Unterstützen Sie nötigenfalls mit einem leichten Baumwollmützchen die behagliche Körperwärme Ihres Säuglings. Wenn Sie mehr tun möchten: Reiben Sie seinen Rücken und seine Gliedmaßen mit Malven- oder Lavendelöl ein. Auch das fördert eine wohlige Wärmebildung in der Nacht.

Der Schlafsack

Schlafsäcke gibt es in unterschiedlichen Längen und Dicken. Da sie oben schmaler geschnitten sind und Armausschnitte haben, kann Ihr Baby sich weder aus ihnen befreien noch hineinrutschen. Nur wenn es kalt ist, braucht ein Kind zusätzlich zum Schlafsack noch eine dünne Decke. Stecken Sie diese an den Seiten fest unter die Matratze oder binden Sie sie am Fußende an, damit sie nicht über das Gesicht des Babys rutschen kann.

Die Schlafmütze

Normalerweise brauchen Babys nachts kein Mützchen. Nur bei Frühgeborenen oder in sehr kalten Räumen ist es sinnvoll, das Baby vor dem Auskühlen zu schützen. Dazu empfiehlt sich ein dünnes Erstlingsmützchen aus Baumwolle oder Naturseide. In den meisten Fällen ist es den Babys aber eher zu warm als zu kalt. Über den Kopf können sie die Körperwärme gut abgeben – eine Mütze wäre da eher störend. Mehr noch: Überhitzung gilt sogar als ein Risikofaktor für SIDS (Seite 45). Daher sollten Sie gut darauf achten, dass es Ihrem Baby nicht zu warm wird. Am einfachsten können Sie die Körperwärme im Nacken testen, am sichersten ist es an Waden und Füßen. Die Haut sollte warm, aber nicht schwitzig sein. Zur Kontrolle ungeeignet sind dagegen die Hände, da sie meist etwas kälter sind als der Kopf, der Rumpf und die Beine. Bedenken Sie, dass Ihr Baby sich lautstark meldet, falls es ihm zu kalt wird. Ist ihm dagegen nachts zu heiß, schläft es meist einfach weiter. Es schwitzt und kann sich erkälten.

Das Schlafklima

Nicht nur die Kleidung, auch ein gesundes Raumklima schützt vor Überwärmung und gehört deshalb zu den Voraussetzungen für einen guten Schlaf. Die optimale Temperatur zum Schlafen liegt zwischen 16 und 18 °C. Die Luftfeuchtigkeit sollte 60 bis 70 Prozent betragen. Wenn sie dauerhaft unter 50 Prozent liegt, empfiehlt es sich, nachts auf das Heizen zu verzichten. Lässt sich dies nicht vermeiden, hängen Sie am besten feuchte Handtücher über den Heizkörper, um die Schleimhäute feucht zu halten und

SICHERHEIT MIT DEM BABYSCHLAFSACK

Mediziner halten den Schlafsack für unverzichtbar. Das zeigt die Aktion gegen den plötzlichen Säuglingstod: Drei Geburtsmedizinische Kliniken der Berliner Charité übergeben jeder jungen Mutter seit 2005 einen Schlafsack.

eine verstopfte Nase zu verhindern. Zudem macht trockene Luft auch durstig. Nicht erstaunlich also, wenn Ihr Kind nachts nach Brust oder Flasche verlangt. Der Trick mit den feuchten Tüchern ist während der Heizperiode übrigens auch tagsüber ideal, um die Luftfeuchtigkeit im Zimmer zu erhöhen.

Genauso wichtig wie die Temperatur ist auch eine ausreichende Frischluftzufuhr im Kinder- oder Schlafzimmer. Lüften Sie vor dem Schlafengehen am besten zehn Minuten bei weit geöffnetem Fenster richtig durch und drehen Sie die Heizung ab.

Bevor Sie sich für einen Luftbefeuchter entscheiden, sollten Sie sich schlau machen. Untersuchungen ergaben, dass viele Modelle erhebliche Mengen an Keimen in die Luft blasen.

SCHLAFEN IN RÜCKENLAGE

Die Rückenlage ist selbst für Babys, die zum Spucken neigen, die sicherste Position. Es gibt keine Hinweise, dass sie sich in dieser Lage leichter verschlucken und dadurch Nahrung in die Lunge bekommen. Babys haben dieselben Hustenschutzreflexe wie ältere Kinder.

Die richtige Schlafposition

Im Hinblick auf die Sicherheit Ihres Babys ist es besonders wichtig, wie Sie es zum Schlafen hinlegen. Nach neuesten Erkenntnissen ist dabei die Rückenlage eindeutig die sicherste Schlafposition. Denn auf dem Bauch ist die Sauerstoffzufuhr des Säuglings nicht zu 100 Prozent gewährleistet, da die Kinder einen Großteil der gerade ausgeatmeten Luft wieder einatmen. Damit Ihr Sprössling trotzdem seine Schulter- und Rückenmuskeln stärken kann (was für das spätere Krabbeln wichtig ist), legen Sie ihn tagsüber in den Wachphasen gelegentlich auf den Bauch.

Neben der Bauchlage ist auch die Seitenlage keine ideale Schlafposition, weil sich schon kleine Babys schnell auf den Bauch rollen können. Um dies zu verhindern, sollten Sie zumindest den kleinen Rücken mit einer Handtuchrolle abstützen und das unten liegende Ärmchen vor den Körper legen. Wechseln Sie in diesem Fall jede Nacht die Seiten.

Sollte Ihr Kind die Rückenlage nicht tolerieren, so legen Sie es nur zum Einschlafen in die Bauchlage. Erfahrungsgemäß tritt die Tiefschlafphase spätestens nach 30 Minuten ein. Warten Sie diese Zeit ab und drehen Sie Ihr Kind dann langsam, ohne es zu heben, in die Rückenlage. Geben Sie den Beinchen eine kleine Unterstützung, etwa durch ein Stofftier oder eine gerollte Stoffwindel, damit es die Beine nicht an den Körper ziehen kann.

Ein Zimmer für zwei

Kündigt sich ein Geschwisterchen an, fragen sich viele Eltern, ob und wann beide Kinder in einem Zimmer schlafen können. Viele Eltern glauben, es sei besser, den Nachwuchs in getrennten Räumen schlafen zu lassen, weil er sich dann nicht gegenseitig aufwecken oder wach halten kann. Erfahrungen zeigen jedoch, dass Kinder jenseits des ersten Lebensjahres meist sogar besser schlafen, wenn sie sich ein Zimmer teilen – selbst wenn sie sehr unterschiedliche Schlafbedürfnisse haben. Das liegt wohl daran, dass sie sich nicht allein fühlen und nur noch selten zu den Eltern ins Bett wollen. Stattdessen krabbeln Geschwister oft zueinander ins Bett und schlafen gemeinsam ein. Haben Sie also keine Angst vor abendlichen Tumulten. Normalerweise sind Unruhe und gegenseitiges Wachhalten nach ein paar Tagen vorbei, und Ihre Kinder schlafen wieder normal – oft sogar besser als vorher. Wenn Sie selbst nur zurückhaltend für Ruhe sorgen, ist die Chance groß, dass die Geschwister ihren Weg finden, auch abends miteinander auszukommen. So gut sogar, dass es bei einigen Familien mit zwei Kindern zwar zwei Kinderzimmer gibt, eines davon aber dem Spielen dient und das andere dem Schlafen vorbehalten ist.

Gefahr im Schlaf: SIDS

Viele Eltern befürchten im ersten Jahr, ihr Kind durch den so genannten plötzlichen Säuglingstod zu verlieren. Zwar ist die Zahl der SIDS-Opfer (SIDS = Sudden Infant Death Syndrome) stark zurückgegangen (in Deutschland sterben 0,5 von 1000 Säuglingen, anders ausgedrückt: einer von 2000 Säuglingen), was vor allem auf breit angelegte Aufklärungskampagnen und die empfohlene Rückenlage zurückzuführen ist. Dennoch ängstigen sich Eltern, gerade nachts ihr Baby nicht gut genug vor (unvorhersehbaren) Gefahren beschützen zu können.

Die Ursachen

Man weiß inzwischen zwar, dass SIDS am häufigsten Säuglinge zwischen dem zweiten und vierten Lebensmonat trifft. Welche Ursachen jedoch tatsächlich für den plötzlichen Säuglingstod

GESCHWISTER KUSCHELN GERN
Die Extraportion Nähe, die Kinder manchmal brauchen, holen sie sich gern auch von Geschwistern. Ein weiterer guter Grund für ein gemeinsames Zimmer.

verantwortlich sind, ist noch immer nicht vollständig geklärt. Es deutet aber vieles darauf hin, dass bei SIDS die kindliche Atemregulation im Tiefschlaf versagt, ohne dass das Baby durch die bedrohliche Situation aufwacht. Die Babys schlafen ganz offensichtlich »zu gut«, als dass eine kurzfristige Atemnot als Weckreiz ausreichen würde. Eines ist ganz klar: Wenn ein Säugling an SIDS stirbt, sind nicht (!) die Eltern schuld. Denn das Schicksal kann eine Familie auch dann treffen, wenn alle Vorsichtsmaßnahmen getroffen wurden. Dennoch sollen jede Mutter und jeder Vater das Risiko für den plötzlichen Säuglingstod so gering wie möglich halten, indem sie sich an einige grundlegende und einfach zu realisierende Empfehlungen halten.

Ein Risikocheck

In den 80er und 90er Jahren wurden in vielen Ländern Untersuchungen zum plötzlichen Säuglingstod durchgeführt. Sie ergaben, dass einige Kinder anfälliger sind als andere. Dazu zählen
> Babys, die bereits ein lebensbedrohliches Ereignis hinter sich haben, etwa eine kritische Geburt,
> Babys mit einem Schlafapnoe-Syndrom (Atemaussetzer),
> Babys, deren Geschwister an SIDS gestorben sind,
> ehemalige Früh- und Mangelgeborene,

WICHTIG: SCHNULLERALARM

Auch der von vielen Kindern heiß geliebte Schnuller kann zur Gefahr werden. Beachten Sie daher folgende Sicherheitsvorkehrungen:
> Verwenden Sie nur eine kurze Schnullerkette (maximal 10 Zentimeter lang), die eigens dafür hergestellt wurde. An einem Band oder einer Kordel könnte sich Ihr Kind strangulieren. Nachts sollten Sie auf eine Schnullerkette unbedingt verzichten.

> Das Schnullerschild darf nicht kleiner sein als der Mund. Sobald Ihr Kind den Schnuller ganz in den Mund nehmen kann, wechseln Sie zur nächsten Größe.
> Lassen Sie Ihr Kind nicht unbeaufsichtigt an einem Fläschchen nuckeln. Durch intensives Saugen könnte es den Sauger von der Saugerkappe ziehen und daran ersticken. Flaschen sind kein Schnullerersatz.

> Babys, die auf dem Bauch oder in einer instabilen Seitenlage schlafen oder deren Schlafumgebung nicht den beschriebenen Voraussetzungen entspricht (Matratze, Kopfkissen und Bettdecke, Raumklima),
> Babys von rauchenden Müttern und solchen, die bis zur und während der Schwangerschaft geraucht haben,
> Babys, deren Eltern Alkoholiker sind, Drogen nehmen oder einen niedrigen sozialen Status haben.

Vorsichtsmaßnahmen

Es gibt jedoch auch eine Anzahl von Vorsichtsmaßnahmen, mit denen besorgte Eltern das Risiko des plötzlichen Säuglings (zur Erinnerung: statistisch gesehen ist einer von 2000 Säuglingen betroffen) minimieren können:

> Legen Sie Ihr Kind vor allem im ersten Halbjahr nur auf dem Rücken ins Bett.
> Benutzen Sie einen Schlafsack. Ist es sehr kalt, können Sie Ihr Baby noch mit einer dünnen Wolldecke zudecken.
> Verzichten Sie auf eine Daunendecke, ein Schaffell und ein Kopfkissen. Die Gefahr der Überhitzung ist zu groß. Außerdem könnte Ihr Kind unter das Kissen oder die Decke rutschen und darunter ersticken.
> Sorgen Sie für eine absolut rauchfreie Umgebung. Wenn Sie selbst in einem Raucherhaushalt eingeladen sind, bitten Sie die Gastgeber und andere Gäste, aus Rücksicht auf Ihr Baby nach draußen zu gehen, wenn sie rauchen wollen.
> Stillen Sie möglichst lange, am besten das erste halbe Jahr.
> Stellen Sie das Kinderbett im ersten Jahr in Ihr Schlafzimmer. So können Sie den Schlaf des Babys gut überwachen. Nehmen Sie Ihr Baby jedoch nicht mit ins Elternbett.

Gehört Ihr Kind als Frühchen oder aufgrund anderer Vorbelastungen zu einer der genannten Risikogruppen, empfiehlt es sich, eine Schlafuntersuchung in einem Schlaflabor durchführen zu lassen (Polysomnographie) und bei Bedarf einen speziellen Heimmonitor zu installieren, um den Babyschlaf bestens überwachen zu können.

TIPP

Informieren Sie auch andere Personen, die Ihr Kind zu Bett bringen, etwa die Großeltern oder den Babysitter, über allgemeine Vorsichtsmaßnahmen.

Sicher und geborgen schlafen

Viele Eltern machen sich – meist unnötig – Sorgen um die Gesundheit und Sicherheit ihres Babys. Folgende Fragen aus der Praxis werden immer wieder gestellt:

Können Kuscheltiere im Bett dem Baby die Luft nehmen?

Wenn Sie keinen Riesenbären neben Ihr Baby legen und das Bett nicht von Schlaftieren überquillt, besteht keine Gefahr. Auch ein dünnes Schmusetuch (etwa eine Stoffwindel) ist harmlos.

Kann ich mich beim Kauf eines neuen Kinderbettes auf irgendwelche Sicherheitshinweise verlassen?

Sie können bei einem Kinderbett auf die Siegel des TÜV und das GS-Zeichen (geprüfte Sicherheit) achten. Wenn Sie sichergehen wollen, dass das Bett auch schadstofffrei ist, kaufen Sie eines aus Naturholz, eventuell in »Bio-Qualität«. Sie können das Bettchen dann selbst in Ihrer Lieblingsfarbe (natürlich schadstofffrei!) streichen.

Ich finde, mein Baby sieht in seinem Gitterbett ziemlich verloren aus. Ist ein Bett für den Anfang nicht doch zu groß?

Sie brauchen auch für die ersten Monate nicht unbedingt eine kleinere Schlafstatt. Polstern Sie einfach das Bett am Kopfende mit einem zusammengerollten Badehandtuch oder einem Stillkissen zu einem Nestchen aus. Befestigen Sie die Umrandung jedoch gut am Gitterbett, damit sie nicht auf das Gesicht des Kindes kippt. Am Fußende können Sie das Bett mit festen Schaumstoffblöcken »verkürzen«, bis Ihr Baby mehr Raum beansprucht.

Mein Baby hat nachts immer kalte Hände. Ist es nicht warm genug angezogen?

An den Händen allein lässt sich die Temperatur nur schwer beurteilen, da sie immer etwas kälter sind. Fühlen Sie zum Vergleich auch an den Füßen und am restlichen Körper. Ist Ihr Kind auch dort kühl, sollten Sie es in einen dickeren Schlafsack stecken oder mit einer Wolldecke zudecken. Feuchtkalte Handinnenflächen und Zehenzwischenräume sind normal.

Meine Tochter (sechs Monate) schwitzt vor allem beim Mittagsschlaf sehr stark. Kann das ein Hinweis auf ein SIDS-Risiko sein?

Wenn Ihr Kind nur beim Einschlafen schwitzt und sich sonst keine typischen Symptome zeigen, brauchen Sie sich keine Sorgen zu machen. Vielleicht ist Ihre Tochter beim Mittagsschlaf einfach zu warm angezogen oder die Raumtemperatur ist höher als in der Nacht – etwa durch Sonneneinstrahlung oder weil die Heizung aufgedreht ist.

Mein Baby (acht Monate) benutzt zwar keinen Schnuller, lutscht dafür aber immer so heftig an seinem Seidenpüppchen, dass der Stoff morgens ganz nass ist. Besteht dadurch eine Gefahr?

Offensichtlich hat Ihr Baby sein Püppchen zum Schlafgesellen auserkoren und nuckelt gern an ihm, um sich zu beruhigen. Das ist in keiner Weise besorgniserregend, im Gegenteil. Es ist sogar sehr praktisch, denn vermutlich findet Ihr Kind seine auserkorene Einschlafhilfe auch nachts ganz allein. Achten Sie nur darauf, dass die Seide ungefärbt ist und nicht mit Chemikalien behandelt wurde.

Unser zweijähriger Sohn kommt manchmal nachts in unser Bett, ohne dass wir es merken. In der Früh sind wir überrascht, wenn er neben uns liegt. Was sollen wir tun?

Sie brauchen nichts dagegen zu unternehmen, solange es Sie nicht stört, dass Ihr Sohn bei Ihnen schläft. Und das scheint nicht der Fall zu sein, wenn Sie oft erst morgens bemerken, dass er nachts in Ihr Bett geklettert ist.

Wäre es nicht sinnvoll, Neugeborene immer mit einem Monitor zu überwachen?

Nein, auf diese Weise machen Sie sich nur selbst verrückt. Sie können Ihr Kind nicht ständig beobachten, und das ist auch gar nicht nötig. Es ist viel sinnvoller, es in den ersten Monaten in seinem eigenen Bettchen bei Ihnen im Schlafzimmer schlafen zu lassen. So bekommen Sie auffällige Veränderungen mit. Schließlich ruhen Sie ja im so genannten Ammenschlaf, der dafür sorgt, dass Sie jedes Babygeräusch hören und nötigenfalls reagieren können.

Unser viermonatiges Baby dreht sich immer wieder auf den Bauch, obwohl wir es zum Einschlafen auf die Seite legen. Müssen wir uns Sorgen machen?

Es gibt tatsächlich schon Neugeborene, die sich nicht vorschreiben lassen, in welcher Position sie einschlafen sollen. Irgendwie schaffen sie es immer, in ihre geliebte Position zu gelangen. Selbst Bauch- und Rückenrollen sind dabei kein Hindernis. Legen Sie es im Tiefschlaf auf den Rücken. Ab einem Alter von etwa sechs Monaten kann sich ohnehin jedes Kind selbst in seine Lieblingsposition drehen.

Darf mein Baby tagsüber auch in der Wippe schlafen oder ist das schlecht für seinen Rücken?

Alle Eltern lassen ihr Kind gelegentlich in der Wippe schlafen und alle haben ein schlechtes Gewissen. In der Tat wird der Rücken des Babys in der Wippe oder im Autositz etwas durchgebogen. Wenn es jedoch nicht andauernd und mehrere Stunden in dieser Position schläft, ist das vertretbar. Machen Sie die Wippe aber nicht zum Daueraufenthaltsort.

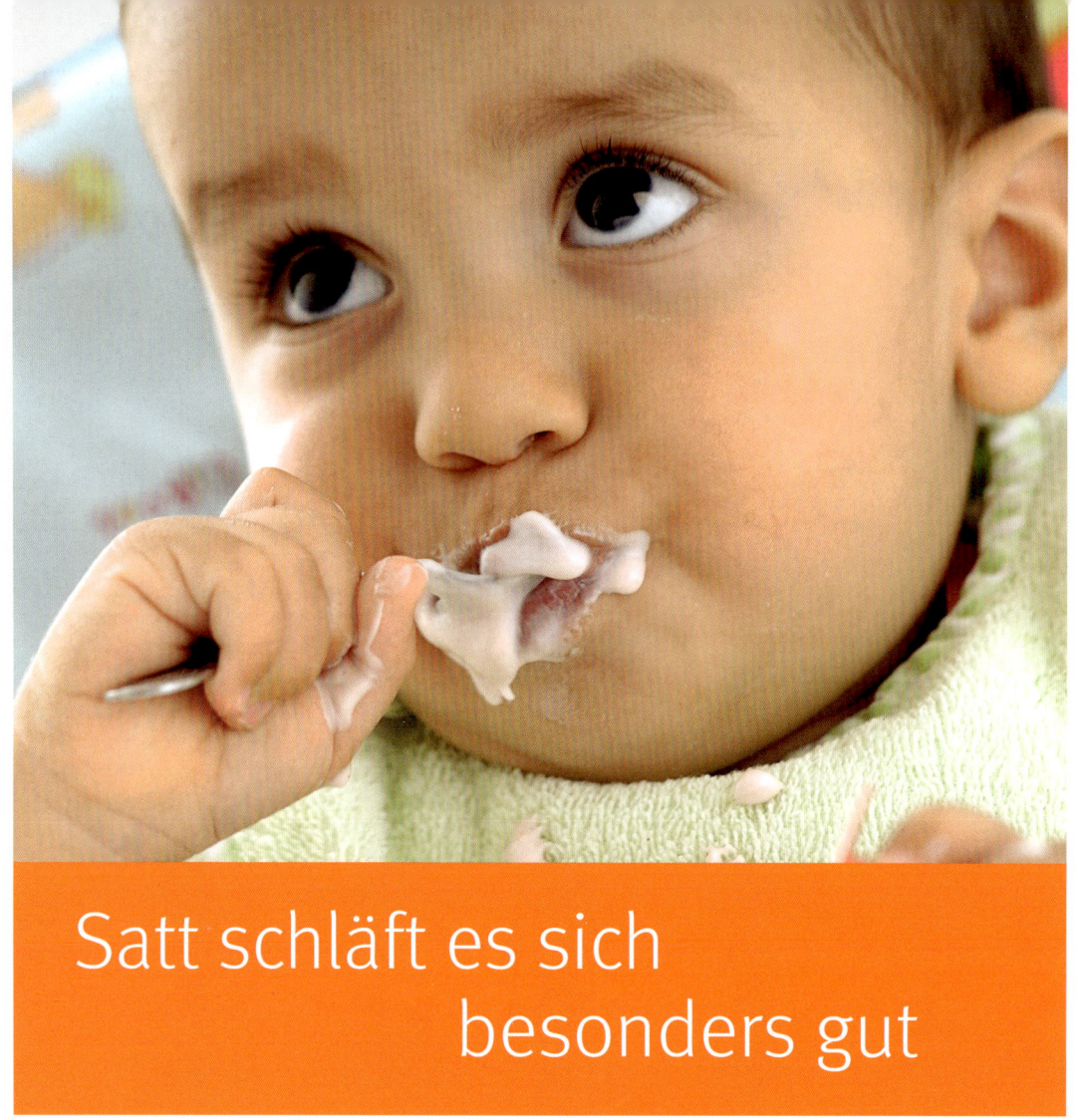

Satt schläft es sich
besonders gut

Essen und Schlafen folgen bei Babys oft unmittelbar aufeinander. Das Saugen beruhigt und macht ebenso schläfrig wie das gefüllte (aber nicht überfüllte, siehe Seite 52) Bäuchlein. Kein Wunder, dass Babys am liebsten beim Stillen an Mutters Brust oder beim Trinken im Arm einschlafen. Schließlich strengt das Saugen Ihr Kind so sehr an, dass ihm noch während der Mahlzeit die Augen zufallen. Machen Sie es sich also zum Stillen oder Füttern so bequem wie möglich und genießen Sie die ruhige Zeit zu zweit.

Zeit zum Essen, Zeit zum Schlafen

So schön und einfach es auch sein mag, das Baby an der Brust zum Schlafen zu bringen: Die Kinder gewöhnen sich schnell daran und verbinden das Einschlafen fest mit dem Saugen am Mamas Busen oder an der Flasche. Solange dies die Eltern nicht stört und den Nachwuchs nicht am Durchschlafen hindert, ist es nicht weiter schlimm. Meistens wird jedoch gerade Letzteres über kurz oder lang zum Problem. Denn wie Sie im Theoriekapitel gelesen haben, wacht jeder Mensch nachts mehrmals auf, wenn er nämlich von einem Schlafzyklus in den anderen wechselt. Im Halbschlaf vergewissern wir uns ganz automatisch, ob alles noch so ist, wie es beim Einschlafen war. Legen Sie Ihr Baby deshalb nach dem Stillen wach in sein Bett. Denn nichts ist in Ordnung, wenn das Baby nachts aufwacht und spürt, dass Mutter und Brust verschwunden sind, obwohl sie eben noch da waren. Erschrocken über diese Veränderung wacht es vollständig auf und schreit nach der Mama. Erst wenn es die Brust oder die Flasche wieder im Mund fühlt, kann es beruhigt weiterschlafen. Dieser Kreislauf kann dazu führen, dass manche Frau nachts jede Stunde aus dem Schlaf gerissen wird und ihr Kind stillen muss.

Trennen Sie Trinken und Einschlafen

Wenn das Saugen für Ihr Kind bereits zur Einschlafhilfe geworden ist, sollten Sie versuchen, Trinken und Schlafen voneinander zu trennen. Lassen Sie Ihr Baby bis zum Ende der Mahlzeit saugen. Wenn ihm beinahe die Augen zufallen, lassen Sie es nochmals aufstoßen und legen es dann noch wach in sein Bett.

Ist ein Baby fünf bis sechs Monate alt, kann es ohne Nahrung sechs bis acht Stunden durchschlafen. Natürlich muss sich sein Stoffwechsel erst einmal umstellen, wenn es bis dahin auch nachts die Brust oder die Flasche bekam. Doch diese Umgewöhnung tut ihm sogar gut: Durch den Verzicht auf die nächtliche Milch oder den Tee bleibt nicht nur die Windel länger trocken, auch das Verdauungssystem muss nachts nicht mehr so viel arbeiten. Auf diese Weise kommt der gesamte Körper zur Ruhe – was wiederum den Schlaf verbessern kann.

TIPP

Um auch nachts das Stillen deutlich vom Schlafen zu trennen, ist es hilfreich, wenn Sie sich dazu hinsetzen und Ihrem Baby nicht im Liegen die Brust geben.

Eltern, deren Kinder bereits feste Nahrung erhalten, fällt es meist leichter, nachts nichts zu essen zu geben. Wenn die Kleinen Durst haben, gibt es ein bisschen ungesüßten Tee oder Wasser – das reicht. Sie kennen es wahrscheinlich selbst: Wenn Sie abends schwer und fett essen, schläft es sich nicht besonders gut ein. Denn der Körper muss jede Menge Verdauungsarbeit leisten, anstatt auf Sparflamme zu schalten und neue Kraft zu schöpfen. Aus dem gleichen Grund ist es auch nicht ratsam, die letzte Flasche vor dem Zubettgehen anzudicken, damit das Baby besonders satt ist und besser durchschlafen kann. Das Gegenteil ist der Fall, wenn der kleine Magen-Darm-Trakt so sehr belastet wird. Darüber hinaus haben Untersuchungen gezeigt, dass Babys nicht länger schlafen, nur weil die letzte Mahlzeit mit zusätzlichen Nährstoffen angereichert wurde. Ebenso wenig wirkt es sich auf das Durchschlafen aus, ob ein Baby nach Plan oder nach Bedarf gestillt wird.

NÄCHTLICHES FASTEN

Der menschliche Körper ist nachts auf Fasten programmiert. Das englische Wort für Frühstück heißt deshalb »breakfast«, also Fastenbrechen. Allerdings gilt das nicht für Säuglinge.

Erst füttern, dann warten

Leider gelingt die Trennung von Trinken und Einschlafen nur bei den wenigsten Familien ohne Probleme. Sie klappt vor allem dann nicht, wenn die Babys schon etwas älter sind. In diesem Fall lohnt es sich zu versuchen, zwischen Essen und Einschlafen nach und nach bis zu einer halben Stunde verstreichen zu lassen. In dieser Zeit sollte Ihr Baby möglichst wach sein und sich mit Ihnen oder mit sich selbst beschäftigen. Lassen Sie es aufstoßen, wickeln Sie es, tragen Sie es herum – es ist (fast) alles erlaubt, außer Schlafen. Lesen Sie vor, erzählen Sie etwas, hören Sie zusammen Musik. So kann Ihr Kind lernen, dass Essen und Schlafen nicht zusammengehören. Nach einer Weile legen Sie es dann wach und ohne Flasche ins Bett. Alles Ess- und Trinkbare ist jetzt tabu. Sie können sicher sein, dass Ihr Baby weder Hunger noch Durst hat. Verlangt es dennoch nach der Brust oder Flasche, tut es das aus reiner Gewohnheit – schließlich ist es viele Monate lang nur so eingeschlafen. Hat Ihr Baby ein großes Saugbedürfnis, um sich voll entspannen zu können, bieten Sie ihm einen Schnuller an. Es kann aber genauso gut an seinen Händchen oder an einem Tuch nuckeln.

Im festen Turnus füttern

Hat Ihr Baby gelernt, ohne Brust oder Flasche einzuschlafen, können Sie ihm auch zutrauen, nachts wieder allein einzuschlafen, vorausgesetzt, es hat keinen Hunger. In den ersten Lebensmonaten braucht fast jedes Baby alle drei bis vier Stunden eine Mahlzeit – auch nachts. Ab dem vierten Monat sind bereits 70 Prozent der Säuglinge in der Lage, nachts sechs bis acht Stunden durchzuschlafen. Nach spätestens sechs Monaten schaffen es auch die restlichen 30 Prozent. Hat Ihr Baby tagsüber genug getrunken, können Sie seine Nachtmahlzeit auslassen.

Bei den wenigsten Säuglingen klappt die Umstellung von heute auf morgen. Deshalb müssen Sie zunächst mit Ihrem Kind einen Trinkrhythmus finden, der seinen Nahrungsbedarf tagsüber deckt. Egal, in welchem Zeitabstand Sie stillen oder die Flasche geben: Regelmäßige Mahlzeiten helfen Ihrem Kind, einen Schlaf-Wach-Rhythmus zu finden, der wiederum den Schlaf positiv beeinflusst (ab Seite 11). Am besten ist es, wenn zwischen zwei Mahlzeiten drei bis vier Stunden vergehen, denn dann hat Ihr Baby richtig Hunger und trinkt entsprechend viel. Früh- und Neugeborene trinken zunächst in wesentlich kürzeren Abständen (etwa alle zwei Stunden), dafür aber jeweils entsprechend weniger.

GU-ERFOLGSTIPP   NÄCHTLICHE VERDAUUNG

Sie kennen das bestimmt selbst: Wenn Sie zu viel, zu fett und zu spät am Abend essen, verschiebt sich die Verdauung in die Nacht und stört Ihren Schlaf. Ihrem Kind geht es nicht anders. Deshalb sollten Sie ihm abends nicht extra viel oder extra dicken Brei geben, in der Hoffnung, dass es durchschläft. Verteilen Sie die nächtliche Mahlzeit, die Sie weglassen möchten, besser auf alle Tagesmahlzeiten, damit Ihr Kind dieselbe Kalorienmenge bekommt wie bisher – vorausgesetzt allerdings, Ihr Kind ist gesund und mindestens ein halbes Jahr alt.

Eine andere Art »Verdauungsproblem« entsteht, wenn Ihr Kind am Abend zu viele und wechselnde Sinneseindrücke erlebt. Denn dann muss es nachts die seelische Verdauungsarbeit leisten, was den Schlaf ebenfalls stört. In beiden Fällen sind Bewegungsunruhe und Schwitzen die Folge.

Ab drei oder vier Monaten können Sie die Zeitabstände zwischen den Mahlzeiten ausdehnen. Unterstützen Sie Ihr Kind darin, weniger oft, dafür aber jeweils mehr zu trinken. Hat es dennoch nachts Hunger, können Sie es zwischen 22 und 24 Uhr stillen oder ihm die Flasche geben. Wecken Sie es während einer Leichtschlafphase ohne Licht, sprechen Sie nicht und achten Sie darauf, dass es gut trinkt. Falls es zwischendurch einzuschlafen droht, dürfen Sie es erneut wecken, wickeln und zu Ende füttern.

Nächtliche Mahlzeiten ade!

Hat Ihr (größeres) Baby sich bereits daran gewöhnt, einen nicht unerheblichen Teil seiner Nahrung nachts aufzunehmen, ist ein echtes Umgewöhnungsprogramm angesagt, damit es lernt, die nächtlichen Flaschen (egal ob Milch oder Tee) zu entbehren. Lassen Sie dazu die Nachtmahlzeit nicht einfach von einem Tag auf den anderen entfallen. Nur wenn Ihr Baby ohnehin mehr nuckelt als trinkt, können Sie gleich einen Schnuller als Ersatz anbieten. Vielleicht akzeptiert es diesen. Ansonsten ist es besser, ganz allmählich die Menge der Nahrung zu reduzieren und das Kind langsam zu entwöhnen. Verdünnen Sie zum Beispiel die nächtlichen Milchflaschen zunehmend mehr mit Wasser. Dadurch wird zwar der akute Hunger gestillt, der Kalorienbedarf jedoch immer weniger gedeckt. Deshalb wird Ihr Kind tagsüber automatisch mehr Nahrung zu sich nehmen. Eine andere gute Möglichkeit besteht darin, jede Nacht 10 bis 20 Milliliter weniger Milch aus der Flasche zu füttern beziehungsweise bei Stillbabys die Stillzeit Nacht für Nacht minutenweise zu verkürzen.

Bei kleinen Babys hat es sich auch bewährt, den Abstand zwischen zwei Mahlzeiten immer weiter hinauszuzögern. So können Sie versuchen, jede Nacht 15 bis 30 Minuten länger zu warten, ehe Sie Ihrem Baby die Brust oder Flasche geben. Verlangt Ihr Kind beispielsweise nachts alle zwei Stunden nach Nahrung, zögern Sie das Füttern in der ersten Nacht auf zweieinhalb Stunden hinaus, in der zweiten Nacht auf drei Stunden und so weiter. Innerhalb von ein bis zwei Wochen lernt Ihr Kind so, auf nächtliche Nahrung zu verzichten.

DURST IN DER NACHT? Auch das nächtliche Verlangen nach Tee oder Wasser kann eine Angewohnheit sein. In diesem Fall gehen Sie vor wie beim Füttern. Doch kann ein Kind auch wirklich Durst haben, etwa wenn die Zimmerluft zu trocken ist. Gegen diesen berechtigten Durst lässt sich allerdings vorbeugen (ab Seite 43).

Wenn der Hunger die Nachtruhe stört

Jedes Kind ist ein kleiner Individualist. Insofern ist auch verständlich, dass sich die Essgewohnheiten sehr unterscheiden. Ein paar Regeln sind jedoch sinnvoll.

Mein Sohn (neun Monate) bekommt jede Nacht mindestens zwei Flaschen Milch. Da er tagsüber so schlecht isst, bin ich froh, dass er wenigstens nachts Nahrung zu sich nimmt. Ist es nicht gefährlich, ihm die nächtlichen Mahlzeiten abzugewöhnen?

Es ist verständlich, dass Sie sich Sorgen machen, ob Ihr Sohn genug isst. Aber warum sollte er in der momentanen Situation tagsüber mehr essen? Er bekommt ja nachts genug. Verdünnen Sie die Flaschen nach und nach mit Wasser, um den Energiegehalt zu verringern. Dann wird der Appetit jeden Tag ein bisschen größer.

Ich möchte meine sieben Monate alte Tochter gern ganz abstillen. Tagsüber klappt es gut, aber nachts weint sie, wenn ich ihr die Brust nicht gebe.

Wenn Sie abstillen möchten, sollte Ihr Partner nachts das Kind trösten und wieder zum Schlafen bringen. Denn Ihr Baby ist es gewohnt, dass es stets die Brust bekommt, wenn Sie nachts zu ihm kommen. Geschieht das nicht, ist es natürlich frustriert und enttäuscht. Nach der Abstillphase wird es kein Problem sein, dass die Mama tröstet – auch ohne die Brust anzubieten.

Mein Kind lässt sich nachts nicht mit einem Schnuller beruhigen, sondern verlangt vehement nach der Flasche. Soll ich es wirklich hungern lassen?

Nein, wenn Ihr Kind wirklich Hunger hat, sollten Sie nicht einfach von einem Tag auf den anderen die nächtliche Nahrung entziehen. Entwöhnen Sie es langsam. Damit helfen Sie ihm dabei, sich tagsüber satt zu essen.

Meine Tochter (vier Monate) will nachts noch zweimal gestillt werden. Das gleichaltrige Baby einer Bekannten kommt nachts schon ohne Mahlzeit aus. Soll ich meiner Tochter das nächtliche Trinken abgewöhnen?

Offensichtlich hat Ihre Bekannte ein besonders rücksichtsvolles Baby. Aber im Ernst: Babys in diesem Alter brauchen normalerweise nachts noch mindestens eine oder zwei Mahlzeiten, weil sie ihren Bedarf tagsüber nicht decken können. Warten Sie also noch ein bisschen mit dem Entwöhnen.

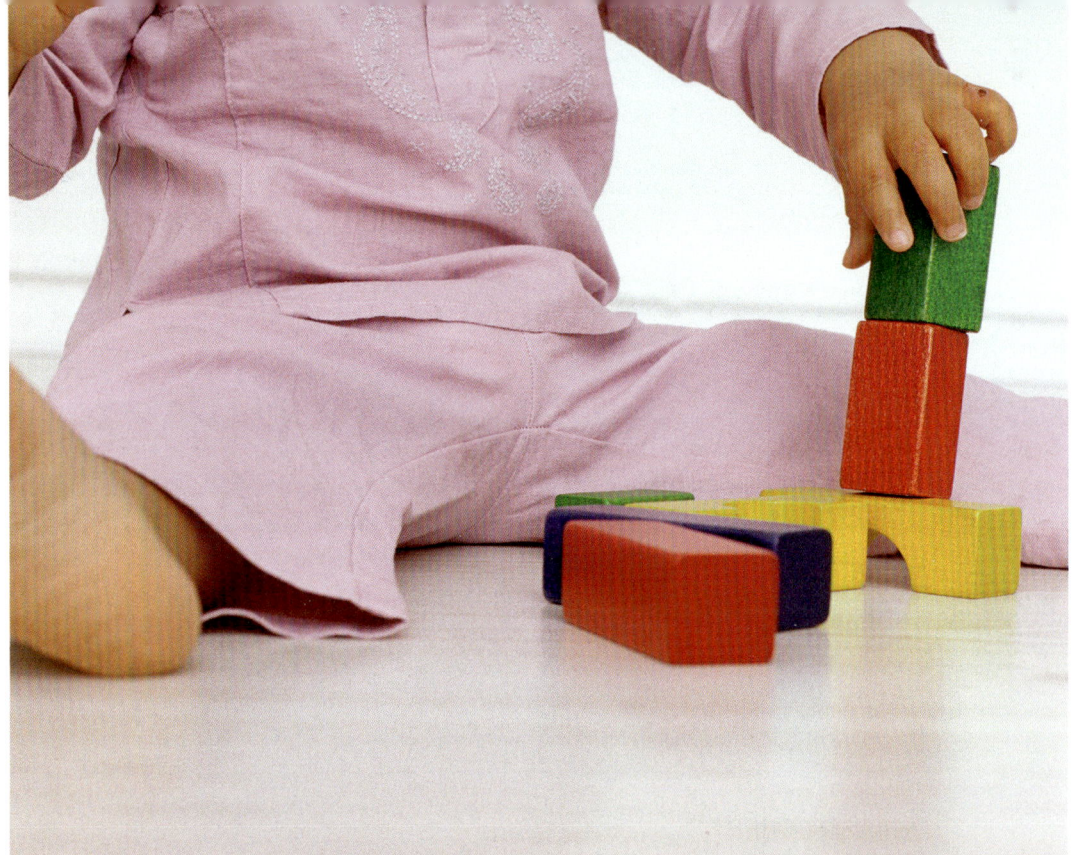

Jedes Kind sucht seinen Rhythmus

Nicht nur regelmäßiges Füttern ist für das Wohlbefinden und den erholsamen Schlaf eines Babys von großer Bedeutung. Auch ein regelmäßiger Schlaf-Wach-Rhythmus und ein klar strukturierter Tagesablauf sind dabei sehr hilfreich. Die meisten Babys sind in der Lage, ihren Rhythmus – egal, ob beim Essen oder beim Schlafen – selbst zu finden. Einige jedoch brauchen dabei besondere Unterstützung. In diesem Fall ist es Aufgabe der Eltern, den individuellen Rhythmus herauszufinden und zu unterstützen.

Strukturieren Sie den Tag

Die Voraussetzungen für einen guten Schlaf werden schon am Tag geschaffen. Deshalb helfen Sie Ihrem Baby, wenn Sie den Tag gemeinsam mit ihm aktiv erleben, ausreichend Ruhepausen einplanen und ihm viel Geborgenheit schenken. Abends kann es dadurch zur Ruhe kommen und sich auf den Schlaf vorbereiten. Untersuchungen haben gezeigt, dass ein geregelter, auf die kindlichen Bedürfnisse abgestimmter Tagesablauf sowie regelmäßige Essens- und Schlafenszeiten einem Baby beim Ein- und Durchschlafen helfen. Bekommt es zum Beispiel jeden Tag um zwölf Uhr seine Milch, ist es mit großer Wahrscheinlichkeit hungrig, wenn es zu dieser Zeit quengelig wird.

Den Tag aktiv erleben

Je jünger ein Baby ist, umso wichtiger ist es, den Tagesablauf auf seinen Schlaf- und Essensrhythmus abzustimmen. Im Idealfall ist der Hunger-Sättigungs-Zyklus eng an den Schlaf-Wach-Zyklus gekoppelt. Dieser ist zwar bei jedem Baby unterschiedlich, pendelt sich aber meist nach wenigen Wochen auf drei bis vier Stunden ein. Es ist eine wichtige Entwicklungsaufgabe für Neugeborene, den eigenen Rhythmus zu finden. Dabei brauchen sie die Unterstützung der Eltern von Anfang an – insbesondere dann, wenn es darum geht, den Rhythmus zu synchronisieren und so allmählich mit dem Tagesablauf der Familie in Einklang zu bringen. Laufen die Schlaf-Wach-Zyklen immer auf ähnliche Weise ab, vermitteln sie dem Baby das Gefühl der Sicherheit.

Babys können sich an ganz unterschiedliche Rhythmen anpassen. Sehr gut bewährt hat sich der folgende Ablauf: Füttern Sie Ihr Kind gleich nachdem es aufgewacht ist. In diesem Moment ist der Hunger groß und Ihr Kleines isst sich richtig satt. In den ersten Wochen halten Babys nach der ersten Mahlzeit oft noch einmal ein kurzes Nickerchen, um sich von den Anstrengungen des Saugens zu erholen. Anschließend folgt eine längere Wachphase, Ihr Baby ist ausgeschlafen und satt. Genießen Sie diese wunderbaren Momente, in denen Ihr Baby besonders aufnahmefähig ist. Nach dem Wickeln kann es sich mit sich selbst beschäftigen, ist

TIPP

Sorgen Sie für einen festen Tagesrhythmus, bei dem sich Schlafen, Ernährung, Pflege und Beschäftigung abwechseln. Halten Sie dabei genaue Essens- und Schlafenszeiten ein.

bereit für einen kleinen Dialog mit den Eltern, ein gemeinsames Spiel, einen Spaziergang an der frischen Luft oder eine kurze Turnstunde (Anregungen ab Seite 64). Etwa eine bis eineinhalb Stunden nach dem Aufwachen wird Ihr Baby dann wieder müde und fällt in eine längere Schlafphase. Sobald es daraus wieder erwacht, ist es erneut hungrig und alles beginnt von vorn.

Wenn Sie sich an diesen oder einen ähnlichen Rhythmus halten, erfüllen Sie zum einen regelmäßig die wichtigsten Bedürfnisse Ihres Kindes. Zum anderen verbindet das Baby Essen und Einschlafen nicht miteinander. Es schläft ja nicht an der Brust oder mit der Flasche ein. Es schläft ein, weil es müde ist von den neuen Eindrücken, die es aufgenommen hat, oder vom Spielen. Das kurze Erholungsnickerchen tut dem keinen Abbruch, denn danach findet ja noch eine ganze Menge statt, bis es wieder ans »richtige« Schlafen geht.

Unterstützen Sie Tag-Nacht-Unterschiede

Es hat sich für einen ruhigen Nachtschlaf gut bewährt, die »natürlichen Zeitgeber«, wie hell und dunkel, aktiv zu unterstützen, indem Sie den Raum zum Schlafen (auch tagsüber) abdunkeln und Ihr Baby in den Wachphasen viel Licht »tanken« lassen. Sie sollten bewusst die Kommunikation mit Ihrem Kind der Tagesphase anpassen: Ein angeregter Austausch, Spielen und Toben finden in den Wachzeiten am Tag statt. Abends und nachts wird dagegen auf leise Art kommuniziert, indem Sie lediglich kurz miteinander kuscheln, singen und nur bei Bedarf stillen.

Sie unterstreichen den Tag-Nacht-Unterschied außerdem, wenn Sie nachts möglichst nur flüstern und Ihr Kind bei wenig Licht füttern, beruhigen oder trösten. Auch das Wickeln erfolgt nachts ohne viel Aufwand und besondere Spielchen. Auf diese Weise lernen schon kleine Babys, dass nachts zwar der Hunger gestillt wird, ansonsten aber nicht viel los ist und es sich deshalb nicht lohnt, (richtig) aufzuwachen. Ganz anders am Tag. In den Wachzeiten können und sollen Babys extra viel Licht und Sonne tanken und auch die Geschäftigkeit des Tages miterleben – wenn auch zunächst nur in Maßen.

BABYS BESTE ZEITEN
Gehört Ihr Kind zu den »Lerchen«? Bedenken Sie, dass Frühaufsteher am Morgen besonders gut gelaunt und aufnahmefähig sind. Es lohnt sich also auch für die Eltern, früher aufzustehen und die Zeit gemeinsam mit ihrem Baby zu genießen. Entsprechendes gilt für »Eulen«: Sie brauchen abends besondere Aufmerksamkeit.

Der Rhythmus: das beste Fundament

Die festen Zeiten sind für Kinder keineswegs langweilig – im Gegenteil: Sie geben ihnen Sicherheit und Geborgenheit. Zumal ein regelmäßiger Tagesrhythmus ja nicht bedeutet, dass jeder Tag gleich ist. Sie beugen jedoch durch eine klare Struktur einer Reizüberflutung des Babys vor. Setzen Sie sich und das Baby keinem Stress und Zeitdruck aus. Denn beides wirkt sich negativ auf das Schlafverhalten des Kindes aus. Vergessen Sie bei der Tagesplanung auf keinen Fall die Pausen und Ruhephasen. Kleine Kinder leben auch tagsüber im 50- bis 60-Minuten-Takt. In den Wachzeiten wechseln also Phasen besonderer Aufmerksamkeit mit Erholungszeiten ab. Wenn Sie dies wissen, können Sie verstehen, warum Ihr Baby scheinbar grundlos plötzlich losquengelt, obwohl es die ganze Zeit gut gelaunt war. Es braucht einfach nur Ruhe, ein paar Kuscheleinheiten oder will schlafen.

Tagsüber schlafen

Dem Vormittags-, Mittags- und Nachmittagsschlaf messen Eltern meist weniger Bedeutung bei als dem nächtlichen Schlaf. Schließlich stehen den regelmäßigen Schlafzeiten tagsüber viele wichtige – und noch mehr unwichtige – Termine gegenüber.

GU-ERFOLGSTIPP WECKEN ERLAUBT, ABER BITTE ZUR RECHTEN ZEIT!

Ist bei Ihrem Kind der Nachtschlaf gestört, dürfen Sie es morgens oder tagsüber wecken. Denn damit können Sie ihm einen Rhythmus vorgeben. Das fällt vielen Eltern schwer, vor allem, wenn sie froh sind, dass das Kind endlich schläft. Aber gerade wenn die nächtlichen Schlafzeiten zu kurz sind, ist das Wecken morgens und am Tag notwendig.

Auch für regelmäßige Fütterzeiten am Tag ist Wecken ausdrücklich erlaubt. Das Wichtigste dabei: Wecken Sie Ihr Kind niemals aus einer Tiefschlafphase – sonst gibt es zu Recht lautstarken Protest. Der bleibt meist aus, wenn Sie etwa 15 Minuten warten und Ihren Sprössling in der Leichtschlafphase wecken, also aus einem leichten, unruhigen Schlummer. Damit es richtig wach wird, wickeln Sie es am besten vor dem Füttern.

Verzichten Sie aufs Wecken, wenn Ihr Kind jünger als ein Jahr ist.

Doch Untersuchungen zeigen, dass gerade Kinder mit Schlafproblemen auch tagsüber regelmäßig Schlaf brauchen. Verzichten Sie daher in den ersten Monaten auf Aktivitäten, die zu Zeiten stattfinden, in denen Ihr Kind eigentlich schlafen will.

Entgegen der landläufigen Meinung holen Babys den Schlaf, den sie tagsüber versäumt haben, nachts nicht einfach nach, im Gegenteil: Sie sind meist überreizt und unruhig, was einem guten Schlaf eher hinderlich ist. Auch wenn Sie den richtigen Zeitpunkt zum Einschlafen verpasst haben, wird es schwierig. Denn übermüdete Kinder kommen nicht nur schwerer zur Ruhe, sie schlafen auch unruhiger, als wenn sie tagsüber ausreichend ruhen durften. Lassen Sie sich also nicht zu dem Trugschluss verleiten, Ihr Kind würde umso besser einschlafen und länger schlafen, je später Sie es ins Bett bringen – auch am Abend. Vor allem wenn Ihr Baby ein Frühaufsteher ist, bekommt es so einfach zu wenig Schlaf.

TIPP
Planen Sie Verabredungen und andere Aktivitäten außerhalb der Schlafenszeiten Ihres Kindes. Legen Sie Spaziergänge so, dass das Baby im Kinderwagen schlafen kann.

Der Mittagsschlaf

Gegen Ende des ersten Lebensjahres ziehen viele Kinder die Vormittags- und Nachmittagsschlafzeiten zu einem längeren Mittagsschlaf zusammen. Damit Ihr Kind abends trotzdem zur gewünschten Zeit wieder einschlafen kann, hilft es, den Mittagsschlaf nicht zu spät einzuplanen. Schläft ein gesundes Kleinkind bis 16 Uhr, wird es kaum um 19 Uhr schon wieder müde sein. Bestehen die Eltern trotzdem darauf, dass ihr Kind zu dieser Zeit ins Bett kommt, ist das Theater vorprogrammiert. Und selbst wenn das Einschlafen klappen sollte, wird das Kind mit aller Wahrscheinlichkeit nachts mehrere Stunden wach sein. Wenn Sie ein Schlafprotokoll (siehe eingehefteten Folder) erstellen, sollten Sie deshalb auch kurze Nickerchen am Tag eintragen, um den Schlafbedarf Ihres Kindes möglichst genau zu ermitteln.

Im Laufe des zweiten und dritten Lebensjahres nimmt das Bedürfnis nach einem Tagesschläfchen immer weiter ab. Das bedeutet aber nicht, dass Sie mit Ihrem Kind einfach »durchmachen« müssen. Ersetzen Sie den Mittagsschlaf durch eine Ruhephase, in der Ihr Kind allein in seinem Zimmer spielen, ruhige Musik hören oder sich ein Bilderbuch anschauen kann.

EXTRA

Ist Ihr Baby wirklich müde?

Der beste Garant für einen guten und festen Schlaf ist Müdigkeit. Doch viele Kinder können den Punkt, an dem sie schlafen sollten, nicht selbst erkennen. Es ist daher die Aufgabe der Eltern, den richtigen Zeitpunkt (»Schlaffenster«) zu finden. Nutzen Sie dabei den Wechsel von aktiven zu ruhigen Phasen, um nicht gegen die innere Uhr Ihres Kindes zu arbeiten. Um zu erkennen, wie die innere Uhr tickt, beobachten Sie Ihr Kind zwei bis drei Abende. In den meisten Fällen liegt der müdeste Zeitpunkt bei Babys zwischen 19 und 21 Uhr, bei kleinen Kindern zwischen 18 und 20 Uhr. Da jedoch jedes Kind eine eigene kleine Persönlichkeit ist, lohnt es sich, auf deutliche Zeichen zu achten.

Daran können Sie erkennen, dass Ihr Kind müde ist:

> Es gähnt immer wieder.
> Es lutscht an seinem Daumen oder es saugt.
> Es verzieht sein Gesicht zu Grimassen oder runzelt die Stirn.
> Es bewegt sich ruckartig.
> Es wirkt träge und langsam.
> Seine Aktivitäten lassen nach.
> Seine Glieder werden steif.
> Es bekommt einen starren Blick.
> Es schreit, weint oder quengelt.
> Es wendet sich ab und sucht keinen Kontakt mehr zu Ihnen.
> Es will in Ruhe gelassen werden.
> Es reibt sich Augen und Ohren.
> Es streckt sich beim Tragen durch oder wehrt sich dagegen.

Das fördert den Schlaf Ihres Kindes:

> Lassen Sie es tagsüber ausreichend toben und turnen. Davon wird es automatisch müde.
> Eine leichte Massage oder ein warmes Bad vor dem Schlafengehen helfen ihm, sich zu entspannen und genug Abstand zum tagsüber Erlebten zu gewinnen.

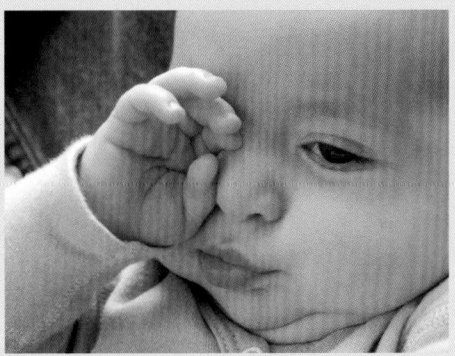

Gestalten Sie die Wachzeiten

Ist Ihr Baby wach, können Sie schon mit den Kleinsten eine Menge unternehmen. Das heißt nicht, dass Sie die gesamte Wachphase mit Aktivitäten verplanen sollen. Die Sinne und die Aufmerksamkeit Ihres Babys werden auch dann angeregt, wenn es Ihnen einfach bei der Haus- oder Büroarbeit zuschauen darf: Es sieht, riecht, kann verschiedene Gegenstände in die Fingerchen nehmen und an ihnen nuckeln. Oft beschäftigen sich Kinder auch ganz wunderbar mit sich selbst. Während sie beispielsweise auf der Krabbeldecke liegen, befühlen sie ihre Händchen, stecken einen Finger in den Mund, brabbeln vor sich hin oder beobachten ein Mobile. Ist Ihr Baby etwas älter, kann es sich mit ersten Spielsachen oder einem Stoffbuch die Zeit vertreiben. Mischen Sie sich nicht ein, sondern genießen Sie diese wunderbaren Momente, in denen Ihr Kind so zufrieden mit sich und der Welt ist.

Bewegung tut gut

Neben der Unterhaltung mit dem Baby sollte auch die Bewegung in den wachen Phasen nicht zu kurz kommen. Bereits kleine Babys wollen ein gutes Körpergefühl entwickeln, damit sie bald mit dem Robben, Krabbeln und Laufen starten können. Bis es jedoch so weit ist, gilt es noch viel zu üben und Muskeln zu kräftigen. Legen Sie Ihr Baby dazu in Bauch- und Rückenlage, lassen Sie es frei strampeln, oder »turnen« Sie mit ihm (ab Seite 64).
Je älter Ihr Kind wird, desto aktiver wird es sein. Geben Sie ihm die Möglichkeit, sich tagsüber richtig auszutoben, damit es am Abend müde ist. Wenn Sie Ihr Kind aufmerksam beobachten, merken Sie bald, wie viel es verkraften kann und will.

Zufrieden am Tag – ruhig in der Nacht

Erfüllte Wachzeiten, die sich in einen regelmäßigen Tagesablauf einfügen, sind eine gute Voraussetzung für eine ruhige Nacht. Das bedeutet jedoch nicht, dass Sie sich unentwegt als Animateur betätigen müssen. Viel mehr hilft es, Ihrem Kind zu vermitteln, dass es sich Ihrer ungeteilten Aufmerksamkeit ganz sicher sein kann. Vor allem wenn beide Eltern berufstätig sind oder ein Ge-

WICHTIG
Muten Sie Ihrem Kind nicht zu viel zu! Dreht es sich beispielsweise weg oder beginnt es zu quengeln, fühlt es sich überfordert. Beachten Sie solche Signale, damit Ihr Nachwuchs die neuen Eindrücke verarbeiten kann.

schwisterkind viel Fürsorge benötigt, ist dies nicht immer einfach. Versuchen Sie trotzdem, Ihrem Baby während der Wachphasen so viel Zuneigung wie möglich zu schenken. Anderenfalls besteht die Gefahr, dass das Kind nachts einfordert, was es tagsüber nicht in ausreichendem Maß an Aufmerksamkeit erhalten hat. Es weint dann vielleicht jede Nacht, damit Sie immer wieder an sein Bettchen kommen, oder es schleicht sich gleich in Ihr Bett.

Kindliche Orientierungshilfen

Auch ob ein Kind nachts Trennungs- und Verlassenheitsgefühle empfindet, hängt vor allem davon ab, ob es sich tagsüber sicher und geborgen fühlt. Ein überschaubarer Tagesablauf, klare Strukturen, eindeutige Regeln und Grenzen sind wichtige Eckpfeiler für ein hohes Maß an Geborgenheit, an denen sich ein Kind zuverlässig orientieren kann. Am wichtigsten aber sind liebevolle Zuwendung und körperliche Nähe. Ein Kind muss sich sicher sein können, dass eine ihm bekannte Bezugsperson wie die Mutter, der Vater oder jemand Drittes immer da ist, wenn es nötig ist – und das nicht nur rein physisch, sondern mit Herz und Seele. Nur dann spürt ein Baby: Da ist jemand, der alle meine Bedürfnisse und Interessen, meine Schwächen und Stärken versteht und annimmt. Vermisst es diese Sicherheit, wird es immer wieder lautstark nach Mama oder Papa rufen, um sich zu vergewissern, dass sie (noch) da sind.

GU-ERFOLGSTIPP   PUCKEN – GEBORGENHEIT FÜR WICKELBABYS

Viele Neugeborene lieben es, wenn ihr Körper fest in ein großes Tuch oder in eine dünne Decke gewickelt wird. Das so genannte Pucken, eine weit verbreitete traditionelle Methode der Säuglingspflege, schränkt die Babys zwar auf den ersten Blick in der Bewegungsfreiheit ein. Tatsächlich erinnert sie die räumliche Enge jedoch an den Mutterleib, was eine beruhigende Wirkung hat, vor allem dann, wenn ein Baby Arme und Beine noch nicht unter Kontrolle hat und viel ungewollt zappelt. Es hilft ihm, ein Gefühl für den eigenen Körper zu entwickeln. Pucken ist auch für so genannte Schreibabys oft eine große Hilfe. Aber Vorsicht: Bei Fieber nicht pucken, um einen möglichen Hitzestau zu vermeiden.

Babys Turnstunde

Die schönste »Turnstunde« für Kinder ist natürlich das Toben, Balgen und Raufen mit Papa und Mama. Dabei können sie sich so richtig auspowern, bevor ein ruhiger Abend beginnt und langsam die Schlafenszeit kommt.

Auch mit Ihrem Baby können Sie »turnen« – ab drei Monaten fünf, nach einiger Zeit sogar zehn Minuten lang. Das ist eine prima Vorbereitung für das spätere Sitzen, Robben, Krabbeln und Laufen. Außerdem macht die Gymnastik schön müde und ganz viel Freude! Signalisiert Ihr Baby, dass ihm eine Übung unangenehm ist, oder leistet es Widerstand und will nicht (mehr) mitmachen, drängen Sie es nicht. Schließlich soll es Ihnen beiden Spaß machen. Sorgen Sie für eine angenehme Raumtemperatur und Unterlage, weil Turnen nackt oder nur mit einer Windel bekleidet dem Baby noch mehr Bewegungsfreiheit gibt. Der Wickeltisch im Bade- oder Kinderzimmer ist dafür recht gut geeignet. Vermeiden Sie heftige und ruckartige Bewegungen. Wiederholen Sie die Übungsabfolge 6-mal. Achten Sie darauf, dass Sie die Gelenke und Muskeln Ihres Babys nicht einseitig beanspruchen. Es ist jedoch gleichgültig, mit welchem Fuß beziehungsweise Arm Sie jeweils beginnen.

1 Mit den Beinen Rad fahren   **2** Mit den Füßen klatschen

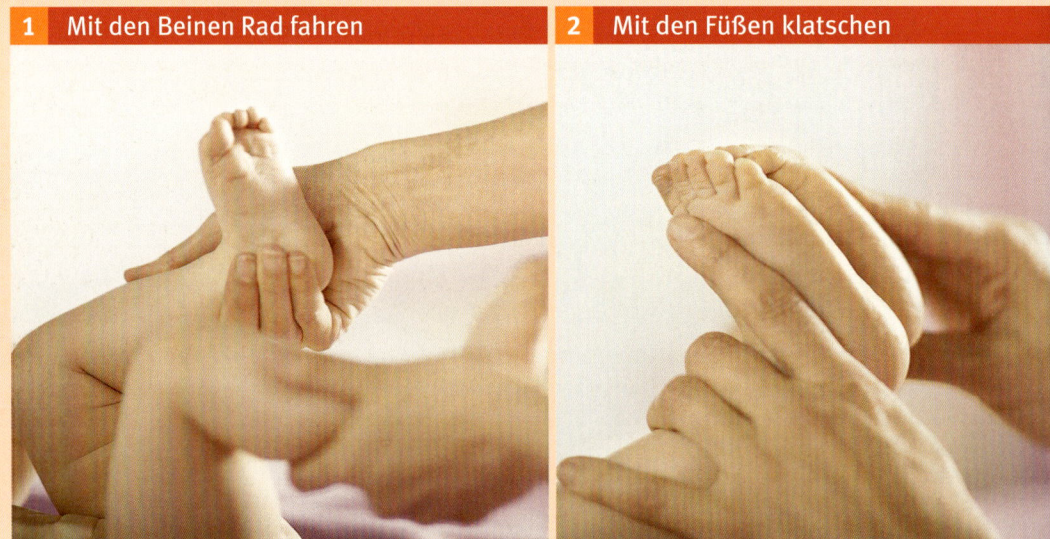

Starke Beine

1 › Ihr Baby liegt auf dem Rücken. Beugen und strecken Sie seine Beine im Wechsel etwa 10- bis 20-mal (das rechte Bein beugen und gleichzeitig das linke strecken und umgekehrt, ähnlich dem Radfahren).

2 › Klatschen Sie 6-mal die Fußsohlen Ihres Babys sanft aneinander.

3 › Berühren Sie mit den aneinander gelegten Fußsohlen Ihres Babys vorsichtig seinen Bauch, seine Brust und seine Nasenspitze, jedoch nur, wenn es keinen Widerstand zeigt. Wiederholen Sie diese Übung 3-mal in Folge.

4 › Aktivieren Sie den »Klammerreflex«, indem Sie mit dem Finger sanft auf die Fußsohlen drücken.

5 › Pressen Sie Ihren Zeigefinger quer auf den Fußrücken. So löst sich der Reflex wieder, und die Zehen strecken sich. Wiederholen Sie die Reflexübung 6-mal in Folge.

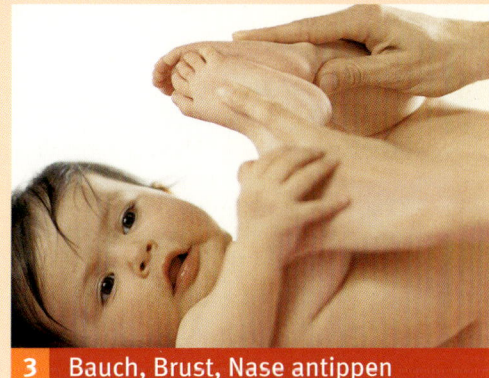

3 Bauch, Brust, Nase antippen

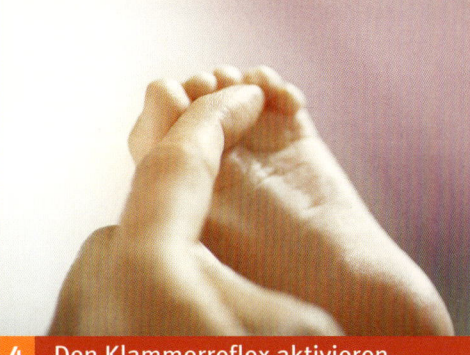

4 Den Klammerreflex aktivieren

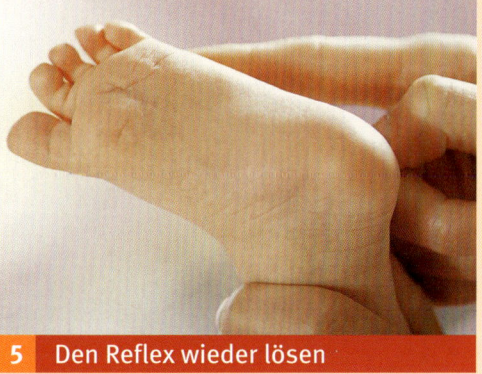

5 Den Reflex wieder lösen

Starke Arme

1 › Ihr Baby liegt auf dem Rücken. Legen Sie Ihre Daumen in die Hände Ihres Babys, sodass es sie umklammert.

2 › Überkreuzen Sie seine Ärmchen leicht gestreckt vor dem Brustkorb; halten Sie diese Position sechs Sekunden lang, bevor Sie die Übung wiederholen.

3 › Breiten Sie nun die Arme sanft gestreckt zu beiden Seiten aus. Nehmen Sie dann die Ärmchen hoch, sodass sich die kleinen Hände berühren.

4 › Legen Sie abwechselnd einen Arm zur Seite, den anderen auf die Brust.

5 › Umfassen Sie die Unterarme und führen Sie beide Hände zu den Wangen.

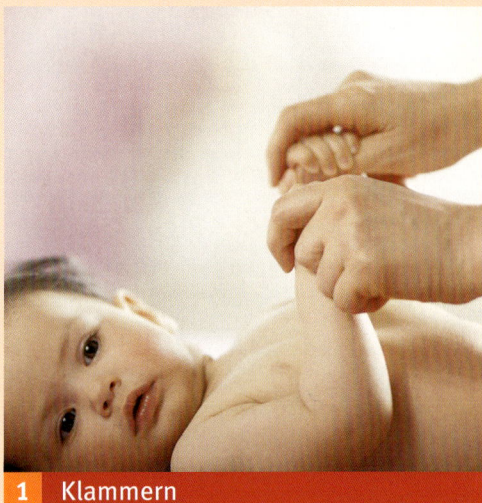

1 Klammern

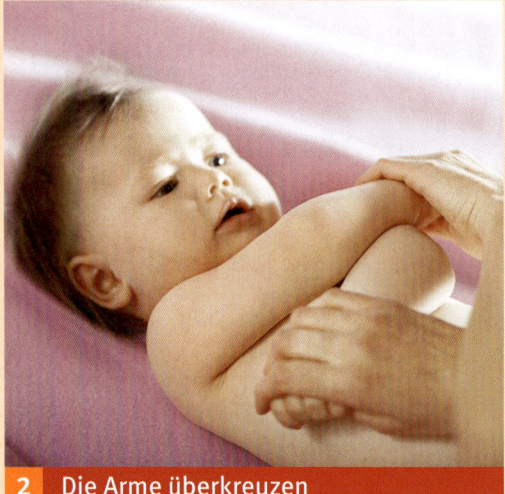

2 Die Arme überkreuzen

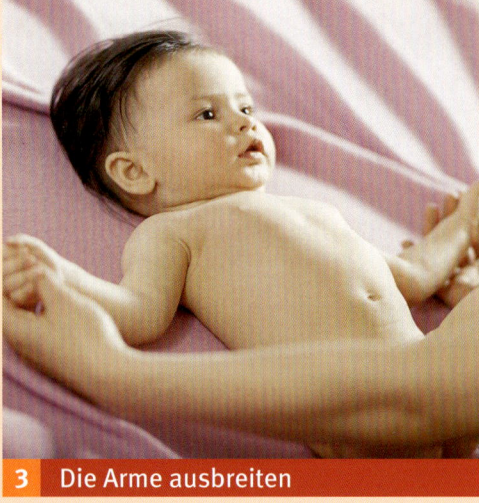

3 Die Arme ausbreiten

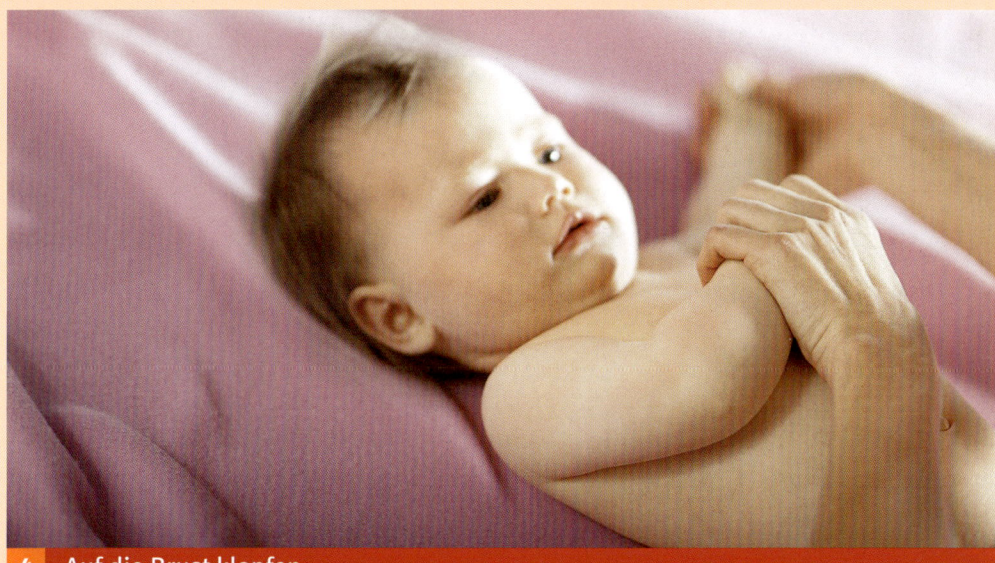

4 Auf die Brust klopfen

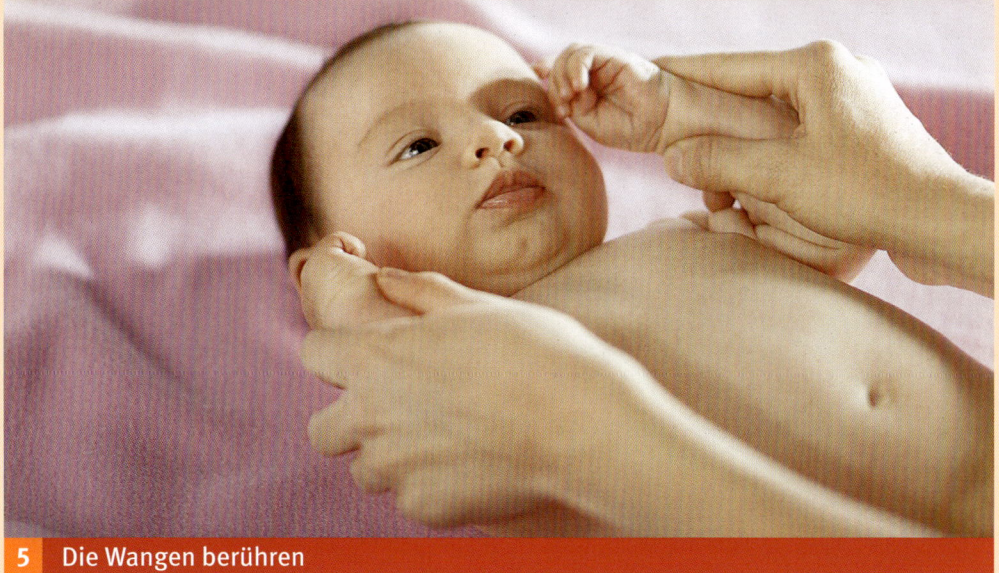

5 Die Wangen berühren

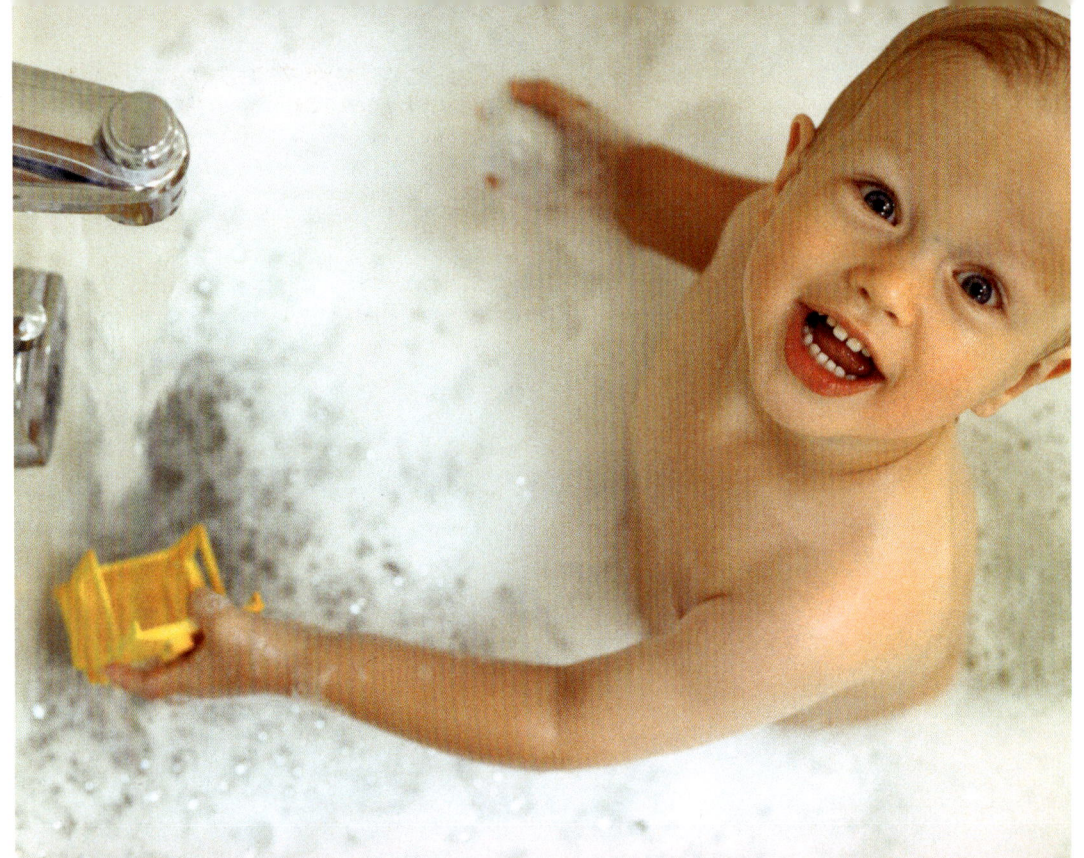

Ein Ritual für
eine gute Nacht

Eine der wichtigsten und trotzdem oft unterschätzten Voraussetzungen für eine gute Nacht ist ein liebevolles Abendritual. Es
schließt den Tag ab, läutet die Nacht ein und erleichtert es schon
kleinen Babys, den Übergang von der Aktivität zur Ruhe, vom
Hellen zum Dunkeln, vom Wachen zum Schlafen zu erkennen
und anzunehmen. Bei der Gestaltung Ihres ganz persönlichen
Abendrituals haben Sie unendlich viele Möglichkeiten – solange
Sie sich an ein paar Regeln halten, die notwendig sind, damit ein

Ritual seine Wirkung auch entfalten kann. Mit zunehmendem Alter wird Ihr Kind immer mehr mitbestimmen wollen, wenn es um das gemeinsame Abendritual geht. Darauf können Sie sich ruhig einlassen. Auf diese Weise findet jede Familie das Einschlafritual, das am besten zu ihr passt.

Die Kraft der Rituale

Unter einem Ritual versteht man einen bestimmten Ablauf, der durch stete Wiederholung zu einer festen Gewohnheit wird. Um diese Voraussetzung zu erfüllen, muss ein Ritual immer nach dem gleichen Schema ablaufen und aus bestimmten Regeln und der Wiederholung bestimmter Handlungen und Haltungen bestehen, die mit der Zeit immer vertrauter werden. Die meisten unserer privaten Rituale werden unbewusst vollzogen oder aus der eigenen Kindheit übernommen. Sie können aber auch selbst Ihre eigenen Familienrituale neu gestalten – zum Beispiel beim Essen oder Schlafengehen.

Rituale spielen nicht nur innerhalb der Familie eine wichtige Rolle, sondern auch auf gesellschaftlicher Ebene, wie zum Beispiel das Handgeben zur Begrüßung. Da jedoch viele dieser Rituale heute ihren ursprünglichen Sinn verloren haben, stehen ihnen nicht wenige Menschen kritisch gegenüber. Andererseits bedeutet der Verzicht auf Rituale immer einen Verlust an Halt und Vertrauen – gerade für Kinder. Ihnen geben die immer wiederkehrenden, verlässlichen Regeln und Strukturen viel Sicherheit. Der Wunsch nach einem Ritual beginnt bereits morgens: Ihr Kind will auf seine besondere, vertraute Weise geweckt und begrüßt werden. Den ganzen Tag über sollten Sie kleine, immer wiederkehrende Handlungen einbauen, die den Tagesrhythmus regelnd unterstützen und vertraute Inseln schaffen.

RITUALE FÖRDERN DIE ENTWICKLUNG
Mit vertrauten Ritualen vermitteln Sie Ihrem Kind Geborgenheit, Ruhe, Sicherheit, Vertrauen, Zuwendung und zeitliche Orientierung.

Geliebte Routine

Das unproblematische (Ein-)Schlafen fällt vielen Kindern mit einem Bettgeh-Ritual leichter. Kennt Ihr Kind das Ritual und läuft dieses immer nach dem gleichen Muster ab, erkennt es ohne Zweifel, dass der Tag nun zu Ende ist. Zudem baut Ihr Kind eine

Erwartungshaltung auf, die es fast automatisch ins Bett führt. Das funktioniert ähnlich wie beim Essen. Klappert Geschirr und steigen leckere Gerüche in die Nase, weiß jeder: Bald gibt es etwas zu essen. Oft läuft uns dann sogar schon das Wasser im Mund zusammen. Ähnlich ist es beim vertrauten Abendritual: Der Aktivitätsdrang lässt nach, und Ihr Kind fängt schon an zu gähnen. Es weiß, was auf es zukommt, und entspannt sich. Das stetige Wiederholen bestimmter Gesten und Handlungen vermittelt dabei allenfalls den Erwachsenen ein Gefühl monotoner Langeweile. Ihrem Kind gibt die vertraute Regelmäßigkeit am Abend dagegen das beruhigende Gefühl, dass alles seine Ordnung hat und es sich ruhig in den Schlaf fallen lassen kann. Es weiß immer genau, was als Nächstes passieren wird – und diese Tatsache vermittelt ihm Sicherheit und Geborgenheit.

Kleine Kinder achten deshalb sehr genau darauf, dass alles »richtig« abläuft. Lieder müssen auf genau dieselbe Weise gesungen und Geschichten erzählt werden wie am Vortag, der Ablauf im Badezimmer darf in nichts abweichen, und die Kuscheltiere müssen auf ihrem angestammten Platz liegen.

So schaffen Sie ein Ritual

Um ein gelungenes Abendritual zu schaffen, müssen Sie weder besonders originelle Ideen entwickeln noch eine endlos lange Zeremonie abhalten. Wichtig ist nur, dass es immer gleich abläuft oder zumindest nicht allzu viele Bestandteile variieren. Es macht dagegen nichts, wenn Mutter und Vater unterschiedliche Rituale schaffen. Solange sie dem Kind vertraut sind, kann es auch die ganz persönlichen Varianten von Mama und Papa genießen.

Denken Sie daran, dass sich Ihr Abendritual möglicherweise über viele Monate hinweg Abend für Abend wiederholen wird. Gestalten Sie es also so, dass die ganze Familie auch über lange Zeit gut damit leben kann. Es sollte weder zu aufwändig sein noch zu lange dauern. Wenn sich bereits ein allzu langes Ritual eingespielt hat, empfiehlt es sich, dieses schrittweise zu vereinfachen.

Je älter Ihr Kind wird, desto länger wird sich voraussichtlich auch das allabendliche Einschlafzeremoniell gestalten. Genügen bei

Säuglingen oft schon zehn Minuten, wird es sich später eher auf eine halbe Stunde ausdehnen – vor allem mit der heiß geliebten Gute-Nacht-Geschichte. Noch länger sollte ein Abendritual allerdings nicht dauern, damit die ansteigende Schläfrigkeit mit der Zeit nicht nachlässt oder gar in Übermüdung umschlägt.

Die Vorbereitungen

In der Regel findet das Abendritual in den eigenen vier Wänden statt. Aber auch wenn Sie auf Reisen sind oder Ihr Kind bei Freunden oder den Großeltern übernachten soll, helfen einige vertraute Gegenstände und der gewohnte Ablauf dabei, dass am Abend Ruhe einkehrt. Für Aktivitäten wie Toben und Kitzeln, Hüpfen oder Ringkämpfe mit dem Papa ist am Abend die falsche Zeit. Sie sollten besser in der »Turnstunde« am Nachmittag oder am Wochenende stattfinden. Am Abend ist Ihr Kind sonst zu aufgedreht, um während des Rituals zur Ruhe zu finden. Radio oder Fernseher, die kleine Kinder generell viel zu sehr fordern, sollten schon am Tag nur ausnahmsweise und in Ihrer Gegenwart laufen. Vor dem Schlafengehen sind sie absolut störend.

Auch die emotionale Sicherheit ist für den guten Schlaf wichtig. Sorgen Sie daher vor dem Schlafengehen für eine ruhige, harmonische Familienatmosphäre: Schon Säuglinge reagieren höchst empfindlich und kommen nur schwer zur Ruhe, wenn sich zwischen den Eltern Streit anbahnt. Ist Ihr Kind größer, können Sie die Konflikte vor dem Schlafengehen in altersgerechter Form ansprechen. Herrscht zwischen Ihnen und Ihrem Kind »dicke Luft«, ist es ratsam, Frieden zu schließen, ehe es ins Bett geht. Lassen Sie auf keinen Fall das Abendritual ausfallen, um Ihr Kind zu bestrafen. Wenn es zu sehr trödelt, lesen Sie eben nur eine kurze Geschichte vor oder singen nur eine Strophe des Abendliedes. Verzichten Sie jedoch nie ganz auf den harmonischen Tagesabschluss.

Verschiedene Gestaltungsvarianten

Sind Sie unsicher, wie das Abendritual aussehen könnte? Dazu besteht wirklich keinen Grund. Sie als Eltern finden bestimmt heraus, was Ihr Kind entspannt:

TIPP

Selbst bewährte Rituale müssen gelegentlich an das Alter des Kindes angepasst werden. Besprechen Sie einen solchen Plan mit Ihrem Kind und setzen Sie seine Ideen auch um.

> Sanftes Wiegen und Schaukeln ist für Säuglinge abends ein sehr gutes Beruhigungsmittel.

> Baden und Eincremen machen wunderbar schläfrig. Eine anschließende kurze Massage entspannt noch mehr und hilft auch den Eltern, die Anspannungen des Tages hinter sich zu lassen. Sie gibt außerdem eine Extraportion Streicheleinheiten.

> Lassen Sie Ihr Kind vor dem Schlafen noch einmal viel Zuwendung und Nähe tanken. Säuglinge lieben es, auf dem Arm ganz nah bei Mama oder Papa zu sein. Und auch ältere Kinder wollen abends gern kuscheln. Damit sich Ihr Kind nicht daran gewöhnt, nur dann einzuschlafen, wenn Sie sich zum Schmusen zu ihm ins Bett legen, ist es ratsam, außerhalb des Bettes zu kuscheln und das Kind dann noch wach zum Schlafen zu legen.

> Bauen Sie das Waschen und Zähneputzen spielerisch in das abendliche Ritual ein. Zum Beispiel kann ein lustiger Tierwaschlappen Ihrem Kind dabei eine kleine Geschichte erzählen oder die Zahnbürste führen. Auf diese Weise vermeiden Sie lästige Diskussionen.

Schlaflieder

Je jünger Ihr Kind ist, desto wichtiger ist ein Schlaflied beim Abendritual. Auch wenn Sie selbst Ihre Singstimme als unzumutbar empfinden: Ihr Baby zieht sie allem anderen vor, denn sie vermittelt ihm Liebe, Vertrautheit und Zärtlichkeit. Aus dem Zusammenspiel einer einfachen Melodie, eines gereimten Textes und eines langsamen Rhythmus ergibt sich ein Schlaf- und Beruhigungsmittel, das Sie ganz individuell auf das Befinden und die Vorlieben Ihres Babys abstimmen können. Das ist mit Schlafliedern von einer CD nicht möglich. Wollen Sie partout nicht selbst singen (einige Schlaflieder für die Kleinsten finden Sie ab Seite 74), können Sie stattdessen ein Liedchen summen, den Liedtext als kleines Schlafgedicht aufsagen oder zumindest mit den Stimmen auf der CD (Vorschläge Seite 122) mitsummen.

Fingerspiele und Verse eignen sich ebenfalls als rhythmische Elemente im Abendritual. Ab Seite 120 finden Sie auch dazu ein paar schöne Anregungen.

Rhythmische Elemente

Während Sie singen, können Sie Ihr Kind auf verschiedene Arten rhythmisch schaukeln, damit es besser entspannen kann. Bauen Sie einen der nachstehenden Vorschläge in Ihr Abendritual ein:

> Wiegen Sie Ihr Kind sanft in einer Hängematte oder auf Ihrem Schoß.
> Bewegen Sie sich mit ihm auf einem großen Sitzball oder im Schaukelstuhl.
> Lassen Sie es im Tragetuch oder Tragesack den natürlichen Rhythmus Ihrer Bewegungen im Raum erleben.
> Auch rhythmisches Streicheln und Massieren beruhigen.

Gute-Nacht-Geschichten

Wenn Ihr Kind heranwächst, darf die Gute-Nacht-Geschichte im Abendritual nicht fehlen. Bereits bei Säuglingen können Sie Stoffbücher in die Zeremonie mit einbeziehen. Bei älteren Kindern sollte das abendliche Erzählen oder Vorlesen einer geeigneten Geschichte eine Selbstverständlichkeit sein. Vermeiden Sie zu spannende oder gar gruselnde und Angst einflößende Erzählungen. Am besten eignen sich einfache Geschichten, die Ihr Kind ohne große Anstrengung verstehen kann – anderenfalls wird es eher wieder munter. Viele Kinder mögen es, wenn die Ereignisse des Tages noch einmal aus der Sicht eines anderen kleinen Kindes erzählt werden. Ihr Kind kann dazu schon im Bett liegen.

Immer die gleiche Geschichte?

Das abendliche Vorlesen ist ganz nebenbei eine ideale Förderung der kindlichen Sprachentwicklung. Wundern Sie sich nicht, wenn Ihr Kind immer wieder die gleiche Geschichte hören will. Auch wenn dies für Sie selbst ermüdend sein mag: Sie werden merken, wie genau es aufpasst und Sie sofort berichtigt, wenn Sie auch nur ein einziges Wort verändern. Hat Ihr Kind tatsächlich jede noch so kleine Information aus »seiner« Geschichte herausgeholt, wird es sich von selbst eine neue suchen. Dann beginnt das Ganze von vorn, und Sie dürfen wiederum eine Zeit lang nur diese eine Geschichte erzählen beziehungsweise vorlesen.

TIPP

Ist Ihr Kind sprachlich schon fit genug, können Sie die Rollen tauschen und Ihr Kind erzählt die Abend-Geschichte. Oder Sie spinnen im Wechsel mit ihm eine Geschichte weiter.

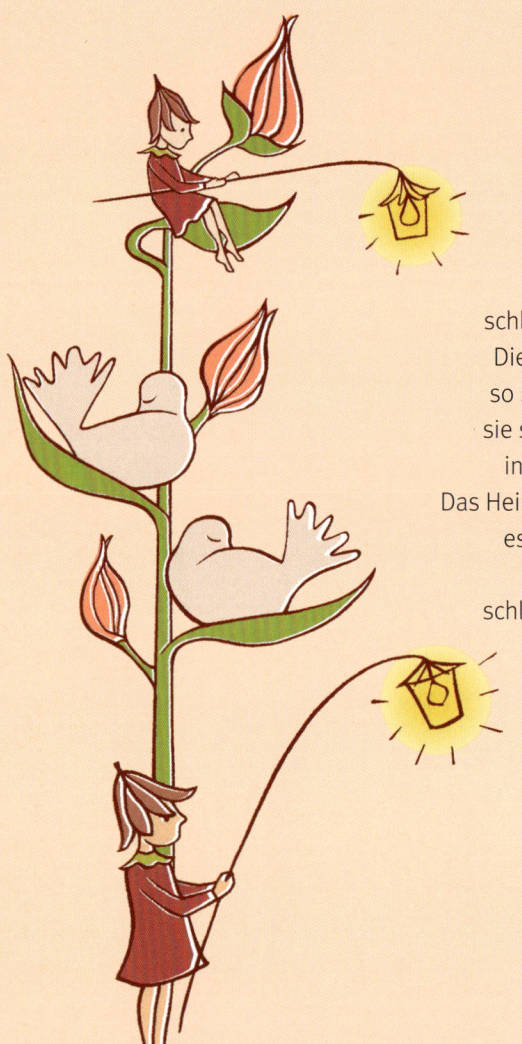

Die Blümelein, sie schlafen

Die Blümelein, sie schlafen
schon längst im Mondenschein,
sie nicken mit den Köpfchen
auf ihren Stengelein.
Es rüttelt sich der Blütenbaum,
er säuselt wie im Traum.

Schlafe, schlafe,
schlaf ein, mein Kindelein.
Die Vögelein, sie sangen
so süß im Sonnenschein,
sie sind zur Ruh gegangen
in ihre Nestchen klein.
Das Heimchen in dem Ährengrund
es tut allein sich kund.
Schlafe, schlafe,
schlaf ein, mein Kindelein.

Sandmännchen kommt geschlichen
und guckt durchs Fensterlein,
ob irgend noch ein Kindchen
nicht mag zu Bette sein.
Und wo er noch ein Kindlein fand,
streut er ins Aug ihm Sand.
Schlafe, schlafe,
schlaf ein, mein Kindelein.

Text: Anton Wilhelm von Zuccalmaglio
Melodie: Heinrich Isaac

(CD-Tipps siehe Seite 122)

Sandmann

Sandmann, lieber Sandmann,
es ist noch nicht so weit!
Wir sehen erst den Abendgruß
eh jedes Kind ins Bettchen muss.
Du hast gewiss noch Zeit.

Kinder, liebe Kinder,
es hat mir Spaß gemacht.
Nun schnell ins Bett
und schlaft recht schön,
dann will auch ich zur Ruhe gehn.
Ich wünsch euch gute Nacht.

Text: Walter Krumbach
Melodie: Wolfgang Richter

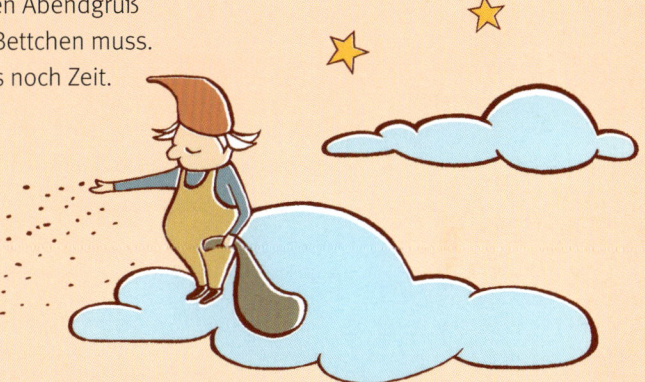

Lalelu

Lalelu, nur der Mann im Mond schaut zu,
wenn die großen Kinder schlafen, drum schlaf auch du.
Lalelu, vor dem Bettchen stehn zwei Schuh
und die sind genau so müde, gehn jetzt zur Ruh.
Dann kommt auch der Sandmann,
ganz leis schleicht er ums Haus,
sucht aus seinen Träumen für dich den schönsten aus.
Lalelu, tausend Sterne schaun uns zu,
führen uns ins Reich der Träume, schlafe auch du.
Lalelu, schließe deine Äuglein zu,
ja, sie sind bestimmt auch müde, gehn jetzt zur Ruh.
Lalelu, ich bin müde so wie du,
ich folg dir ins Reich der Träume, sing lalelu.
Lalelu, schließe meine Äuglein zu,
ja, sie sind wohl auch schon müde, gehn jetzt zur Ruh.

Text und Melodie: Heino Gaze

Rituale für Babys und Kleinkinder

Im Folgenden finden Sie zwei Beispiele für Abendrituale in unterschiedlichen Altersstufen. Lassen Sie sich von den Ideen inspirieren und übernehmen Sie Elemente, die sich gut in Ihren persönlichen Tagesablauf integrieren lassen.

Abendritual für Säuglinge

Wenn Ihr Baby gern badet, ist dies ein- oder zweimal in der Woche ein wunderbarer Einstieg ins Abendritual. Nehmen Sie sich für das anschließende Wickeln viel Zeit und verbinden Sie es eventuell mit einer liebevollen Massage (ab Seite 78). Danach stillen Sie Ihr Baby oder geben ihm die Flasche. Am besten ist der Raum dabei schon etwas abgedunkelt. Tragen Sie Ihr Baby zum Aufstoßen im Zimmer herum, ehe Sie es auf Ihren Schoß setzen und ein kleines Fingerspiel machen. Kuscheln Sie ein letztes Mal ausgiebig miteinander. Singen Sie dabei ein Schlaflied oder sagen Sie leise ein Gedicht oder ein Gebet auf. Legen Sie Ihr Baby dann auf den Rücken in sein Bettchen – neben sein Kuscheltuch oder Schlaftier. Streicheln Sie noch einmal kurz über sein Köpfchen oder den ganzen Körper und wünschen Sie ihm eine gute Nacht und schöne Träume. Gehen Sie dann aus dem Zimmer.

Haben Sie das Gefühl, Ihr Kind bräuchte ein längeres Ritual, können Sie es vor dem Hinlegen auf Ihrem Schoß sanft wiegen und schaukeln. Besonders unruhigen Kindern kann auch eine leise Spieluhr am Bett helfen, die sie später selbst aufziehen können. Wichtig aber ist, dass Sie jeden Abend nach demselben Schema und etwa zur selben Uhrzeit vorgehen. So kann das Ritual seine Wirkung entfalten und Ihrem Baby die Sicherheit geben, die es braucht, um sich seinem Schlafbedürfnis zu überlassen.

TIPP
Auch das Pucken, also das feste Wickeln des Babys wie auf Seite 63 beschrieben, können Sie zum Abendritual machen.

Abendritual für Kleinkinder

Die beste Vorbereitung auf eine lange Nacht ist für Kleinkinder ein abwechslungsreicher Tag. Gegen Ende des ersten Lebensjahres können Sie damit beginnen, das Abendritual den speziellen Bedürfnissen eines Kleinkindes anzupassen: Nachdem Ihr Kind noch einmal ordentlich Dampf abgelassen hat – vielleicht beim

Turnen oder Raufen mit Papa oder Mama –, essen Sie gemeinsam in Ruhe zu Abend. Spielen Sie anschließend noch einmal ruhig miteinander, ehe Sie alle zusammen das Zimmer aufräumen. Reißen Sie Ihr Kind dafür jedoch nicht abrupt aus seinem Spiel, sondern kündigen Sie rechtzeitig an, dass es zum Ende kommen soll, weil gleich Schlafenszeit ist, oder helfen Sie ihm dabei, das Spiel zu beenden. Nach dem Waschen und Zähneputzen wird der Schlafanzug angezogen. Jetzt ist noch einmal Zeit, um ausgiebig miteinander zu kuscheln und dabei zu singen, eine Geschichte vorzulesen oder zu erzählen.

Was hat der Tag gebracht?

Ab einem Alter von etwa zwei Jahren mögen es Kinder auch, noch einmal alle Geschehnisse des Tages in Erinnerung zu rufen: Was war heute los, was hat Ihrem Kind oder Ihnen besonders gut gefallen, wo gab es Schwierigkeiten? Besprechen Sie die guten Situationen zuletzt. So lassen sich auch Sorgen und Probleme aus dem Weg räumen, die das Kind vielleicht noch mit sich herumträgt, und es erhält eine Rückversicherung, dass alles wieder gut ist. Für einen ruhigen und entspannten Schlaf ist dies sehr wichtig. Zum Abschluss darf sich das Kind noch von seinen Spielsachen verabschieden und dem Tag »gute Nacht« sagen, während Sie in der Dämmerung gemeinsam aus dem Fenster blicken. Dunkeln Sie anschließend den Raum ab. Legen Sie Ihr Kind ins Bett, wo es noch seine Kuscheltiere sortieren darf. Verabschieden Sie sich dann liebevoll voneinander und gehen Sie aus dem Zimmer, solange Ihr Kind noch wach ist.

Mit zunehmendem Alter wird Ihr Kind den Ablauf des abendlichen Rituals immer mehr mitbestimmen wollen. Greifen Sie seine Anregungen ruhig auf, achten Sie jedoch darauf, dass das Ritual nicht immer länger wird. Tauschen Sie daher bei Bedarf und auf Wunsch Ihres Kindes immer ein Element gegen ein anderes aus. Im Schulalter wird sich Ihr Kind dann wahrscheinlich – wie Sie selbst auch – sein eigenes Bettgeh-Ritual schaffen. Vielleicht hört es dann vor dem Schlafen im Bett noch Musik oder eine Geschichte oder es liest noch ein bisschen.

TIPP
Erzählen Sie Ihrem Kind lustige Ereignisse aus Zeiten, als es noch kleiner war. Viele Kinder hören solche Geschichten mit großem Vergnügen.

Babymassage

Eine Babymassage entspannt und kann zu einem wunderbaren Abendritual werden. Es gibt ganz unterschiedliche Arten, wie Sie Ihr Baby massieren können: sanft und schmetterlingshaft oder mit leichtem Druck, an den Schultern beginnend oder an den Fußsohlen. Das Wichtigste ist, dass Sie Ihr Kind und seine Reaktionen aufmerksam beobachten, um herauszufinden, was ihm wohl tut. Lassen Sie sich von ihm leiten, wo, wie intensiv und wie lang Sie es massieren. Nicht alle Babys sind jederzeit zu derart intensiver Berührung aufgelegt. Deshalb empfiehlt es sich, mit einer Hand- oder Fußmassage zu beginnen.

Auch bei der hier beschriebenen Massage ist es wichtig, auf die Reaktionen Ihres Babys zu achten. Lesen Sie sich daher die Anleitungen der Massagegriffe vorher genau durch. Massieren Sie Arme und Beine immer vom Muskelansatz zum Muskelende (also vom Körper weg). Die rechte Seite des Rückens wird im Uhrzeigersinn, die linke jedoch gegen den Uhrzeigersinn massiert, der Bauch wiederum stets im Uhrzeigersinn. Am Ende sollte von der Körperferne zum Zentrum hin massiert werden.

Bauch- und Rückenmassage

1 › Ihr Kind liegt auf dem Rücken. Rollen Sie jeden einzelnen Finger 2-mal zart zwischen Daumen und Zeigefinger.

2 › Malen Sie mit Ihrem Daumen im Uhrzeigersinn Kreise auf die Handflächen.

3 › Streichen Sie die Arme entlang von den Schultern bis zu den Händen.

4 › Malen Sie mit dem Daumen mit sanftem Druck im Uhrzeigersinn zehn Kreise auf jede Fußsohle.

5 › Streichen Sie vom Oberschenkel über die Wade zum Fuß. Halten Sie dabei mit einer Hand den Fuß fest. Nach 3 Wiederholungen ist das andere Bein dran.

6 › Drehen Sie Ihr Kind langsam über die Seite auf den Bauch. Streichen Sie mit leichtem Druck von den Schultern bis zum Po. Dann streichen Sie wieder zart zurück.

7 › Massieren Sie mit beiden Händen die Pobäckchen mit leichtem Druck.

8 › Streichen Sie abwechselnd mit der rechten und linken Hand den seitlichen Rücken aus – von den Schultern bis zur Hüfte. Pro Seite 3-mal.

9 › Streichen Sie mit einer Hand über den Rücken bis zum Po, während die andere Hand auf der Schulter liegt. Nun mit der anderen Hand wiederholen.

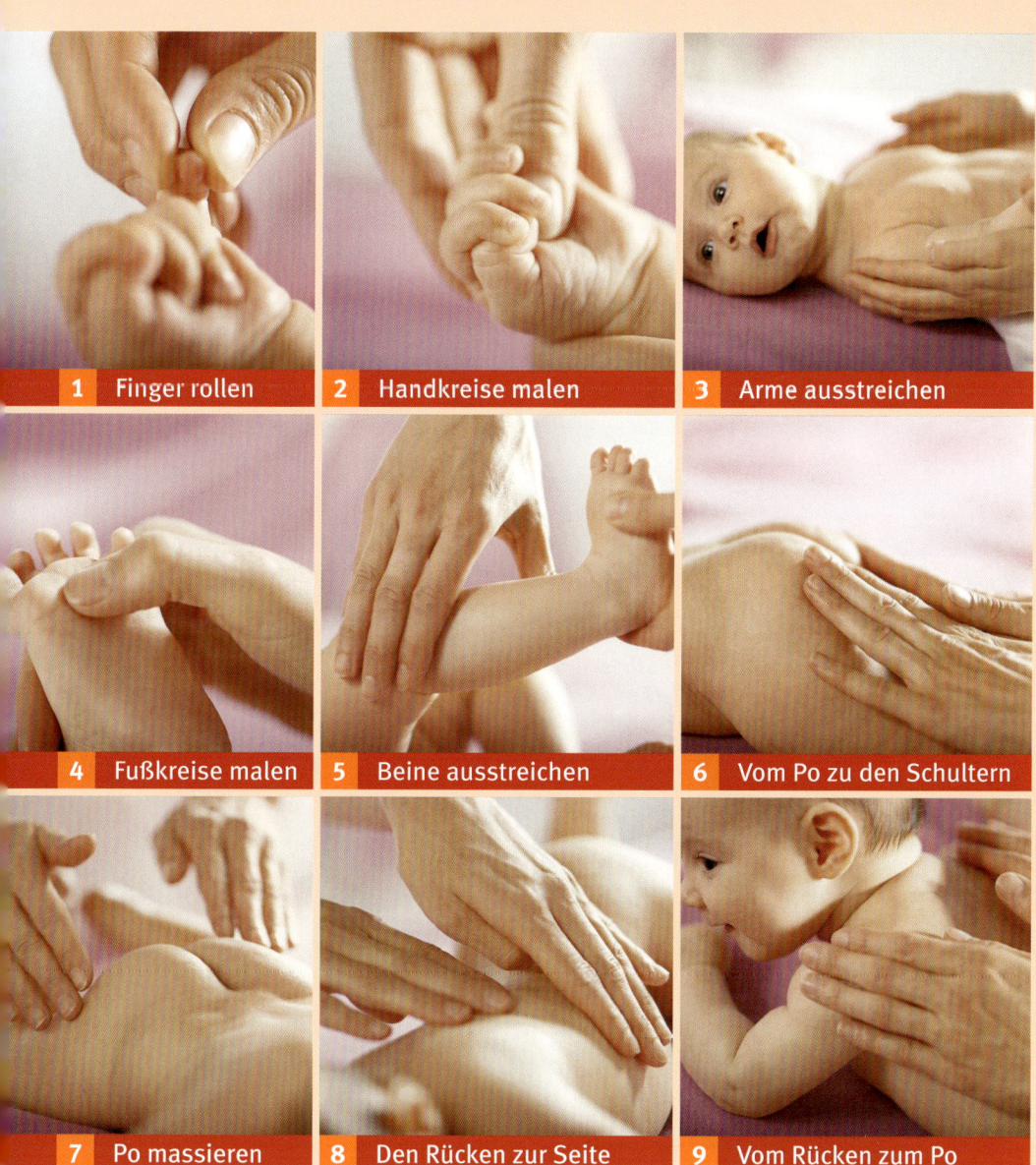

1 Finger rollen

2 Handkreise malen

3 Arme ausstreichen

4 Fußkreise malen

5 Beine ausstreichen

6 Vom Po zu den Schultern

7 Po massieren

8 Den Rücken zur Seite

9 Vom Rücken zum Po

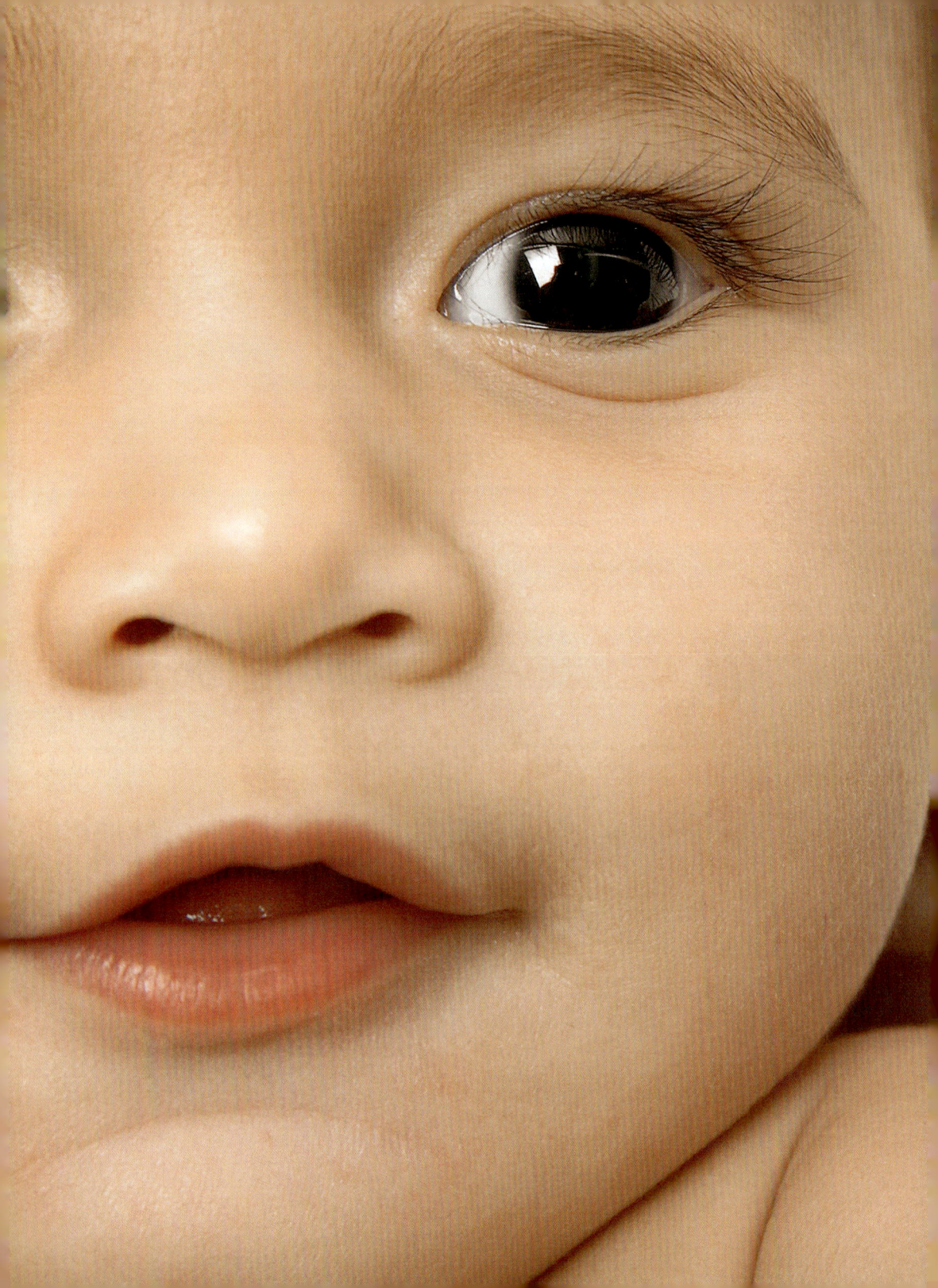

ENDLICH RUHIGE NÄCHTE

Um Ihr Kind beim Ein- und Durchschlafen zu unterstützen,
sollten Sie wissen, was es tatsächlich braucht und welche
Gewohnheiten ihm den Schlaf unnötig erschweren.

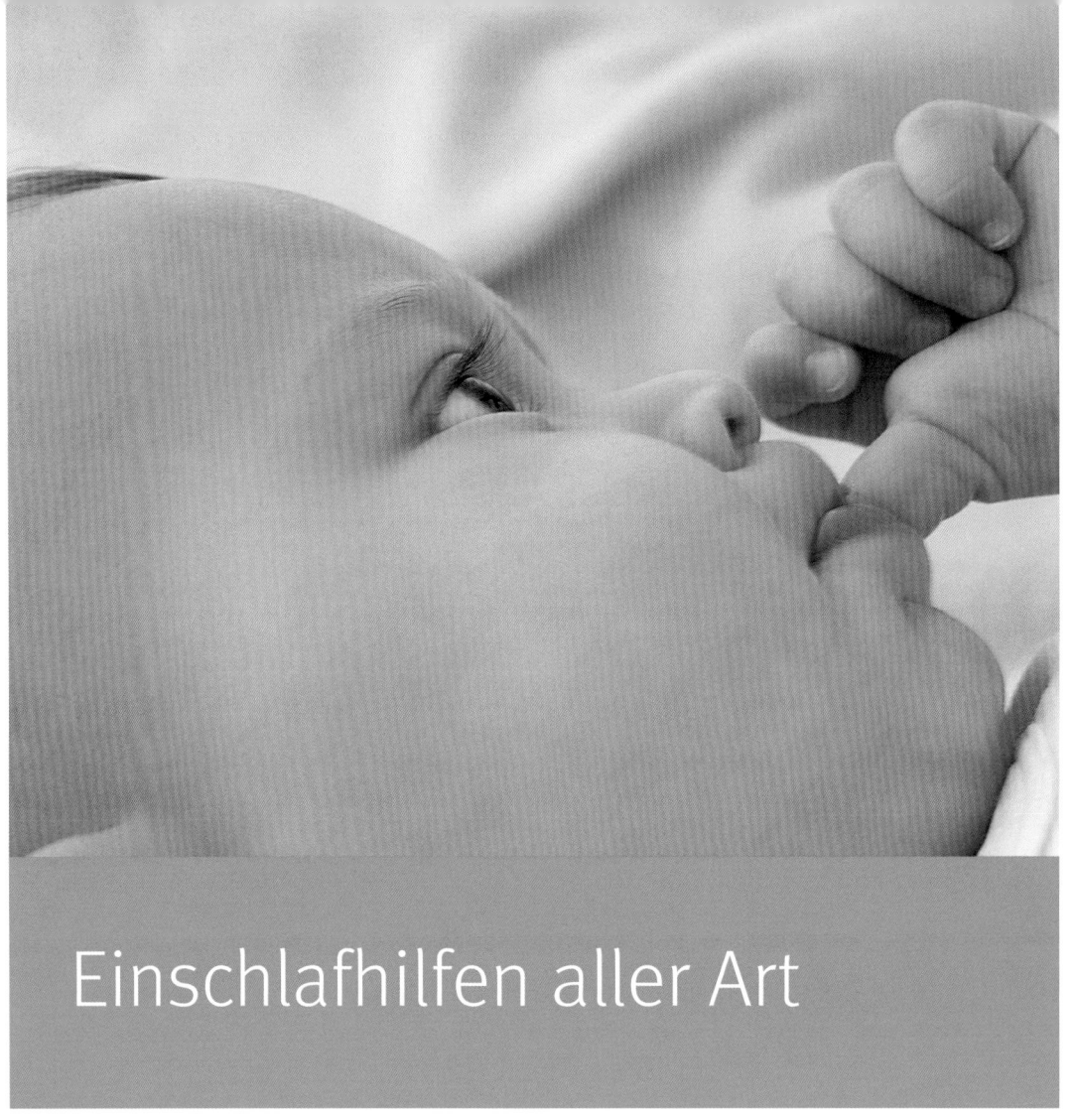

Einschlafhilfen aller Art

Brauchen kleine Kinder wirklich Hilfe beim Einschlafen? Offensichtlich ja. Trotzdem ist jedes gesunde Kind in der Lage, ohne die Hilfe seiner Eltern einzuschlafen – und zwar ohne dass ihm deshalb etwas fehlt. Allerdings haben sich viele Kinder daran gewöhnt, ausschließlich mit elterlicher Unterstützung in den Schlaf zu finden. Und genau darin liegt die Ursache für die meisten Schlafprobleme kleiner Kinder und ihrer Eltern: Denn Kinder, die nachts vermeintlich durchschlafen, wachen ebenso häufig auf wie

Kinder, die nicht durchschlafen. Nur finden sie allein (zurück) in den Schlaf – am Abend ebenso wie in der Nacht. Sie haben nämlich ihre eigenen Einschlafhilfen, etwa ein Kuscheltier, einen Schnuller, ein Schmusetuch oder ihren Daumen. Unterstützen Sie Ihr Kind frühzeitig darin, allein einzuschlafen und sich dabei geborgen zu fühlen, ohne Ihre Körpernähe und Wärme, damit es auch nachts ohne Ihre Hilfe wieder einschlafen kann.

Elterliche Hilfe

Die meisten Schlafschwierigkeiten liegen darin begründet, dass Kinder das Einschlafen mit bestimmten Erwartungen verbinden, die sie nicht selbst erfüllen können, an die sie sich aber gewöhnt haben. So möchte ein Baby, das immer in den Schlaf geschaukelt wird, auch weiterhin so einschlafen – natürlich auch nachts, wenn es aufwacht. Ein anderes möchte vielleicht nur an der mütterlichen Brust einschlafen, weil es gelernt hat, dass Einschlafen, Nuckeln und Körperwärme zusammengehören. Ein Kind kann sich praktisch an alles gewöhnen und alles mit dem Einschlafen assoziieren. Zum Beispiel

> die Hand des Vaters, die es zum Einschlafen knetet,
> das Ohrläppchen der Mutter, das es zupft, bis es schläft,
> das Schaukeln und die Geräusche eines Autos oder Kinderwagens, die es in den Schlaf ruckeln,
> das Wippen mit der Mutter auf dem Sitzball, das es in die Nacht sinken lässt.

Es ließen sich noch unzählige Beispiele anführen, wie Kinder mit der Hilfe ihrer Eltern zum Einschlafen gebracht werden. Vielleicht praktizieren Sie ja noch eine ganz andere Variante. Die wenigsten Eltern sind glücklich mit solchen Lösungen, denn sie sind meist sehr zeitaufwändig und gehen irgendwann ganz schön auf die Nerven. Und was noch hinzukommt: Je älter ein Kind wird, umso ausladender droht das Einschlafprogramm zu werden, denn das Verlangen nach den gewohnten Einschlafhilfen wird mit zunehmendem Alter noch stärker. Das Kind wird immer länger und vehementer schreien und weinen, bis es seine Einschlafhilfe bekommt und seine Welt damit wieder in Ordnung ist.

TIPP
Einschlafhilfen sind wichtig und normal. Sie sollten aber nicht an eine Person gebunden sein. Das macht Ihr Kind unabhängiger.

Der Gewohnheitseffekt

Wie kommt es zu solchen Gewohnheiten? Meist fängt es ganz harmlos an: Ein Neugeborenes wird gestillt und schläft dabei ein. Das geschieht am Anfang häufig, ist ganz normal und obendrein praktisch. Viele Eltern genießen außerdem den hinreißenden Anblick des satt und zufrieden schlummernden Säuglings. Auch nachts ist diese Lösung in den ersten Monaten praktisch, denn das Baby kann ohne viel Aufwand gestillt werden und schläft dabei gleich wieder ein. Schläft das Kind auch noch bei den Eltern im Bett, kann die Mutter sogar liegen bleiben und ebenfalls gleich weiterschlafen. Andere Eltern haben erlebt, dass ihr Kind ohne Schreien einschläft, wenn sie es herumtragen.

Elterliche Kreativität – und die Folgen

Helfen weder Stillen noch Tragen, suchen die Eltern verzweifelt nach einer Methode, mit der ihr Kind möglichst problemlos schnell schläft. So passiert es, dass der Vater sein Kind spät abends im Kinderwagen um den Block schiebt oder die Mutter einen wahren Marathon durch die Wohnung veranstaltet – das Kind immer schunkelnd auf den Armen. Hauptsache, das Baby schreit nicht und kann (scheinbar) zufrieden einschlafen. Das ist es, was den Eltern am meisten am Herzen liegt. Klappt es, nehmen sie den Aufwand gern auch am nächsten und übernächsten Tag wieder in Kauf – so lange, bis sich alle daran gewöhnt haben. Doch nicht nur für die Eltern wird das »Zeremoniell« tägliche Routine. Auch die Kinder bringen das Einschlafen mit bestimmten Erwartungen und Vorstellungen in Verbindung. Für die einen gehören Einschlafen und Essen zusammen, für die anderen Einschlafen und im Arm gehalten werden. Wieder andere assoziieren damit eine rhythmische Stimulation: Sie wollen im Auto oder im Kinderwagen gefahren oder auf dem Schoß oder Hüpfball geschaukelt werden, bis sie einschlafen. Fehlen die gewohnten Handlungen, Gegenstände oder Personen, begehren die Kinder auf und protestieren. Die Eltern selbst verausgaben sich nicht selten. Schließlich handeln sie in bester und liebevoller Absicht und in dem festen Glauben, das eigene Kind könne anders nicht ein-

TIPP

Lassen Sie aufwändige Einschlafgewohnheiten besser gar nicht einreißen! Wenn sie erst einmal »lieb geworden« sind, wird es immer schwieriger, Ihr Kind wieder zu entwöhnen.

schlafen. In der Tat tut es dies im Moment auch nicht. Da sich das Baby mit jeder Wiederholung mehr an das sich einschleichende Ritual gewöhnt, verhindert jedes weitere Mal, dass es lernt, selbstständig einzuschlafen. Woher soll es Ihr Kind auch können? Früher oder später muss es sich diese Fähigkeit jedoch aneignen, da sich aufwändige Einschlafhilfen auf Dauer nicht durchhalten lassen und auch die fürsorglichsten und engagiertesten Eltern irgendwann keine Kraft mehr dafür haben werden. Spätestens dann ist ein Umlernen dringend nötig. Denn auch die Umgewöhnungsphase erfordert Durchhaltevermögen.

Durchschlafen: Fehlanzeige

Für viele Eltern wären aufwändige Zubettbring-Prozeduren sogar auf Dauer akzeptabel, wenn die Kinder sie nicht auch noch nachts einfordern würden. Und das nicht selten bis zu neunmal, manchmal noch öfter. Theoretisch kann ein Kind immer, wenn es »unvollständig« aus dem Schlaf erwacht, auch richtig wach werden. Genau das tun Kinder, die zum Schlafen Mamas Busen oder das Herumtragen auf Papas Arm brauchen, erheblich häufiger als Kinder, die ohne ihre Eltern einschlafen. Woran liegt das?

GU-ERFOLGSTIPP   SCHLAFMITTEL NUR HOMÖOPATHISCH!

Bei uns werden schätzungsweise mehr als einem Fünftel der Babys und Kleinkinder Schlaf- und Beruhigungsmittel verordnet. Der dringende Wunsch der Eltern, ihr Kind möge endlich schlafen – zur Not auch mit schulmedizinischen Medikamenten –, ist verständlich. Doch Schlaf- und Beruhigungsmittel sind niemals eine Hilfe. Ihr Baby lernt damit nicht, besser zu schlafen, sondern wird nur »ruhiggestellt«. Zudem wurde nachgewiesen, dass Therapieversuche mit so genannten Sedativa, die die Schlafstadien beeinflussen, keine Langzeiterfolge bringen.

Homöopathische Mittel dagegen können Ihr Kind bei Ein- und Durchschlafschwierigkeiten unterstützen:

> Valeriana comp. Glob., abends 5 Globuli, mindestens 2 bis 3 Wochen lang, sowie
> Argentit D6 Trit., abends 1 Messerspitze des Pulvers in etwas Flüssigkeit aufgelöst.

Geben Sie die Mittel in einem Abstand von 15 bis 30 Minuten vor dem Abendessen.

Ganz einfach: Ein Kind, das nur dank des Zutuns seiner Eltern einschläft, »checkt« nachts zwischen zwei Schlafphasen kurz, ob noch alles in Ordnung ist – und genau das ist es nicht! Die Brust, an der es gerade noch gelegen hat, ist jetzt weg, das Schaukeln fehlt, das es so angenehm in den Schlaf geleitet hat. Stattdessen liegt das Baby in einem Bett und ist ganz allein: Da stimmt doch irgendetwas nicht!

Stellen Sie sich doch nur einmal vor, Sie schlafen an Ihren Partner gekuschelt im Bett ein. In der Nacht wachen Sie kurz auf und merken, dass Sie allein sind. Was passiert? Vor lauter Verwirrung sind Sie sofort hellwach und grübeln, was wohl geschehen sein könnte oder ob Sie bloß träumen. Eventuell stehen Sie auf, um nach Ihrem Partner zu suchen, so lange, bis Sie ihn oder eine Erklärung gefunden haben. Das Baby fühlt sich genauso allein und schreit, damit jemand kommt und dafür sorgt, dass die Welt wieder in Ordnung ist. Es verlangt nach der üblichen elterlichen Hilfe, um wieder so einzuschlafen, wie es das gewöhnt ist.

Mit der Zeit wird's immer schwerer

Es hat noch einen weiteren entscheidenden Nachteil, wenn ein Baby irgendwo einschläft und erst danach ins Bett gelegt wird: Das Kind wird in Zukunft ganz besonders gut aufpassen, damit das nicht wieder passiert. Auf diese Weise versucht es zu verhindern, erneut allein – verwirrt und verängstigt – aufwachen zu müssen. Das hat zur Folge, dass Ihr Kind noch schwerer einschläft und sich nur ungern in den ruhigen Tiefschlaf fallen lässt; es könnte ja irgendeine wichtige Veränderung verpassen. Ein Kind, das nur mit Mutter oder Vater einschlafen kann, oder nur dann, wenn seine Eltern allerlei »Kunststücke« vollbringen, ist jedoch nicht nur abends anstrengend. Solche Voraussetzungen wirken sich auch negativ auf die Fähigkeit des Sprösslings aus, durchzuschlafen. Elternabhängiges Einschlafen bringt also nur Nachteile für Kinder und Eltern mit sich. Babys können tatsächlich allein einschlafen, und das ist auch gut für sie. Helfen Sie also Ihrem Kind dabei, diese Fähigkeit zu entwickeln. Je früher Sie damit beginnen, desto leichter ist es für Sie beide.

TIPP

»Da stimmt doch etwas nicht?!« Sorgen Sie dafür, dass dieses Gefühl bei Ihrem Kind nicht aufkommt. Kinder wollen dort aufwachen, wo sie auch eingeschlafen sind. Betten Sie Ihr Kind deshalb nur in Ausnahmefällen um.

Kompetente Babys

Kinder, die ihre Eltern zum Einschlafen brauchen, haben (noch) nicht gelernt, sich dem Schlafbedürfnis zu überlassen und von den Eindrücken des Tages abzuschalten: Ihnen fehlt die Fähigkeit zur Selbstregulation. Dabei können schon die meisten Neugeborenen diese Kompetenz entwickeln. Nur manche Kinder, zum Beispiel exzessiv schreiende Babys, brauchen dazu etwas länger und benötigen besonders viel und besonders liebevolle Unterstützung durch ihre Eltern.

Die Selbstregulation

Die Ausbildung der Fähigkeit, sich selbst zu regulieren, gilt als eine der zentralen Entwicklungsaufgaben der frühen Kindheit. Sie ist die Voraussetzung dafür, jetzt und später mit Frustrationen und Enttäuschungen umgehen zu können. Fehlt die Möglichkeit zur Selbstregulation, erlebt ein Kind das Einschlafen als einen Zustand, der von außen herbeigeführt wird und den es allein nicht erreichen kann. Indem Sie die Fähigkeit Ihres Babys fördern, sich seinem Alter entsprechend selbst zu beruhigen, tun Sie also gleich doppelt Gutes: Sie selbst werden entlastet, und Ihr Kind lernt für sein ganzes Leben.

Der Weg zu mehr Selbstständigkeit

Es ist wichtig, dass Sie Ihr Kind beim Schlafenlernen nicht überfordern, sondern diesen Entwicklungsschritt seiner Reife entsprechend unterstützen und es bei seinem Lernprozess begleiten, damit es Schritt für Schritt vorankommt. Konkret bedeutet das, Ihrem Kind nicht von einem Tag auf den anderen jede Einschlafhilfe Ihrerseits zu entziehen und es einfach allein ins Bett zu legen. Ihr Kind wird darauf mit großer Unsicherheit und Angst reagieren. Zeigen Sie ihm vielmehr, dass Sie ihm zutrauen, ohne Ihre oder mit immer weniger Hilfe einzuschlafen. So fördern Sie seine Selbstständigkeit, sein Selbstvertrauen und seine Unabhängigkeit.

BITTE NICHT NACH DEM RECHTEN SEHEN!

Eine Studie am Berliner Virchow-Klinikum ergab, dass Kinder unter drei Jahren umso häufiger nachts aufwachen, je öfter die Eltern nach dem Rechten sehen. Von den Kindern mit Durchschlafproblemen schlafen außerdem zwei Drittel im Zimmer der Eltern oder bei ihnen im Bett. Von Kindern, die durchschlafen, teilt dagegen nur jedes dritte das Zimmer mit den Eltern. Fazit der Studie: Wiederholte nächtliche Kontrolle und gemeinsames Schlafen hindern Kinder am Durchschlafen.

Ohne Eltern schlafen

Kinder sollten in ihrem eigenen und im Interesse ihrer Eltern früh lernen, allein einzuschlafen – am besten von Anfang an. Aber keine Sorge: Auch wenn Ihr Kind schon älter ist, kann es seine Gewohnheiten ändern. Sie müssen ihm allerdings bei der Umgewöhnung ein bisschen helfen.

Schon bei den Jüngsten vorbeugen

Wie so oft ist es auch bei den Schlafgewohnheiten eines Babys einfacher, von Anfang an darauf zu achten, dass alles in geordneten Bahnen verläuft, statt später unbequeme Gewohnheiten ändern zu müssen. Haben Sie dennoch in den ersten drei Monaten keine Angst davor, Ihr Neugeborenes zu verwöhnen, indem Sie ihm ganz viel Nähe geben. Zu viel Liebe und Geborgenheit können Sie ihm gar nicht schenken. Ihr Säugling braucht für seine gesunde Entwicklung in den ersten Wochen sogar besonders viel Nähe und Körperkontakt, und es ist völlig in Ordnung, wenn er einmal im Tragetuch, auf dem Arm oder an der Brust einschläft. Genießen Sie einfach diese wunderbaren Momente der Zweisamkeit. Doch schon in dieser frühen Phase können Sie vermeiden, dass Ihr Baby regelmäßig so einschläft. Führen Sie deshalb schon jetzt ein Einschlafritual ein und legen Sie Ihr Baby möglichst oft zum Einschlafen wach in sein Bettchen.

Es ist für das Einschlafverhalten und das generelle Wohlbefinden Ihres Kindes sehr günstig, wenn Sie von Anfang an einen regelmäßigen Rhythmus von Schlafen – Essen – Wachen – Schlafen einführen. Auf diese Weise werden Essen und Schlafen voneinander getrennt. Liegt Ihr Baby in seinem Bettchen, können Sie ihm ein kurzes Schlaflied singen, ihm über den Kopf streicheln und ein paar liebevolle Worte zuflüstern. So ein kleines Ritual lieben schon Neugeborene und erkennen es bald als Einschlafsignal. Gehen Sie danach aus dem Zimmer – solange Ihr Baby noch wach ist. Nur so kann es lernen, allein einzuschlafen.

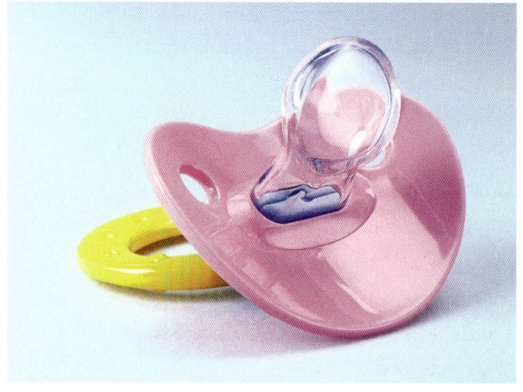

Eine der ältesten und wirksamsten Einschlafhilfen der Welt: der Schnuller.

Wenn dies nicht gelingt und es länger weint oder schreit, sollten Sie zurückkehren und es auch trösten, ohne es gleich aus dem Bett zu nehmen, und es das nächste Mal auf ein Neues versuchen.

Allein einschlafen lernen

Ab dem vierten Lebensmonat können Sie dazu übergehen, Ihr Baby zum Schlafen möglichst immer wach in sein Bettchen zu legen und es auch nur dort zu beruhigen, wenn es nachts aufwacht. Quengelt Ihr Baby beim Einschlafen, obwohl es müde ist, nehmen Sie es nicht gleich aus seinem Bett hoch, sondern versuchen Sie es im Liegen zu beruhigen:

> Streichen Sie Ihrem Baby sanft mit dem Zeigefinger über Stirn und Nasenrücken, immer von oben nach unten. Vielleicht fallen ihm dabei die Augen zu.
> Streicheln Sie Ihrem Baby über den Kopf und sprechen Sie leise, beruhigende Worte.
> Kann Ihr Neugeborenes vielleicht nicht schlafen, weil seine Ärmchen und Beinchen wild »herumfliegen«? Dann sind dies normale Muskelzuckungen. Vielleicht nützt es, wenn Sie seinen Körper in ein großes Tuch wickeln (GU-Erfolgstipp Seite 63).

Lässt sich Ihr Baby partout nicht beruhigen und schreit stattdessen immer heftiger, braucht es Ihren Trost. Vielleicht drückt noch etwas oder es ist einfach noch nicht müde genug. Nehmen Sie es in diesem Fall ruhig noch einmal aus dem Bett und beruhigen Sie es, bevor Sie einen neuen Versuch starten.

Ein Kind braucht Zeit, sich zu beruhigen

Sicher, Trost ist wichtig. Genauso wichtig ist es, dass Ihr Baby die Chance hat, sich selbst zu beruhigen. Und die bekommt es nur, wenn Sie als Eltern nicht sofort zur Stelle sind, sobald es quengelt. So ein Verhalten Ihrerseits hat nichts mit Schreienlassen zu tun. Vielmehr unterstützen Sie Ihr Baby darin, ein kompetentes Kind zu werden, das sich selbst regulieren und in den Schlaf finden kann. Entsprechendes gilt auch für die Nacht. Wacht Ihr Kind zwischen zwei Schlafzyklen auf, sollten Sie nicht sofort Beruhigungsmaßnahmen ergreifen, sondern Ruhe bewahren. Nur

TIPP
Zwischen dem vierten und achten Monat ist ein günstiger Zeitpunkt zum Schlafenlernen. Nutzen Sie ihn! Danach wird der kindliche Schlaf oft schlechter, was vor allem mit der Autonomieentwicklung zusammenhängt. Babys, die schon vorher das Einschlafen gelernt haben, schlafen in der Regel jedoch weiterhin gut.

so lernt es weiterzuschlafen. Wird es dagegen (ohne Hunger zu haben) gefüttert oder in der Wohnung herumgetragen, steigern Sie den halbwachen zum wachen Zustand, da eine Fülle neuer Reize auf Ihr Baby einströmt. Dies wiederum erhöht die Wahrscheinlichkeit, dass Ihr Kind richtig wach wird.

Natürlich müssen Sie Ihr Kind trösten, wenn es weint. Ergreifen Sie jedoch nicht zu viele Beruhigungsmaßnahmen. Es verunsichert Ihr Kind eher noch mehr, wenn Sie es kurz am Kopf streicheln, im nächsten Moment singen und es aus dem Bett nehmen. Ihr Baby braucht Zeit, um sich zu beruhigen. Solange sein Protest nicht lauter wird, bleiben Sie bei einer sanften, monotonen Methode – möglichst während es noch im Bett liegt.

Geeignete Einschlafhilfen

Wenn Sie nicht sofort da sind, wird sich Ihr Kind ein anderes »Mittel« suchen, das ihm beim Einschlafen hilft. Diese Einschlafhilfe erleichtert es ihm auch, sich bis zum nächsten Morgen von Ihnen zu trennen. Viele Kinder sind ihrer Einschlafhilfe die ganze Kindheit hindurch treu, andere wechseln sie häufig. Vielleicht braucht Ihr Baby seinen Daumen oder einen anderen Finger, an dem es saugt. Oder es beruhigt sich mit einem Deckenzipfel oder einem Kuscheltier. Manche Babys legen auch eine Hand an den Hinterkopf oder zwirbeln an ihren Haaren. Bei anderen muss es etwas turbulenter zugehen: Sie bewegen ihren Kopf oder Körper rhythmisch hin und her, bis sie einschlafen. Größere Kinder plappern, lallen, singen oder weinen sich in den Schlaf.

Als Eltern können Sie am besten herausfinden, was Ihrem Kind hilft, in den Schlaf zu finden. Und genau das bieten Sie ihm auch an. Das Wichtigste ist, dass es seine Einschlafhilfe auch ohne Ihr Zutun fassen und nachts im Bett finden kann.

Wenn der Abschied schwerfällt

Nicht immer fordern Kinder die Anwesenheit der Eltern beim Einschlafen nur deshalb, weil sie dies gewöhnt sind. Manchmal fällt ihnen die Trennung besonders schwer. Vor allem um den siebten, achten Lebensmonat herum, wenn sich die Bindung zu den El-

ABNABELN IM EIGENEN RHYTHMUS
Für kleine Kinder ist jede Trennung ein großer Schritt. Er gelingt nur dann wirklich gut, wenn eine gehörige Portion Urvertrauen vorhanden ist.

tern festigt, verstärkt sich auch der Drang zur Selbstständigkeit. Gleichzeitig jedoch steigt das Bedürfnis nach Nähe zu Mutter und Vater. Sie müssen nun immer in Sichtweite sein – auch tagsüber. Es ist die Zeit des Fremdelns, die verstärkt zu Trennungs- und Verlassenheitsängsten führen kann. Diese zeigen sich abends und nachts vor dem Schlafen besonders deutlich, denn da heißt es, von den Eltern Abschied zu nehmen. Eltern und Kind befinden sich während dieser Zeit in einer schwierigen Phase, wenn es darum geht, die richtige Balance zwischen Nähe und Distanz, zwischen Bindungssicherheit und Tatendrang zu finden.

Damit die abendliche Trennung leichter fällt, heißt es tagsüber viel üben. Dabei kann das Kind lernen, dass es nach jeder Trennung und nach jedem Abschied ein Wiedersehen gibt und dass es sich darauf verlassen kann. Versuchen Sie in dieser Entwicklungsphase, möglichst oft kleine Abschiedsszenen in den Tagesablauf zu integrieren, bei denen Sie sich tatsächlich (indem Sie beispielsweise aus einem anderen Zimmer etwas holen) oder nur spielerisch für kurze Zeit von Ihrem Kind trennen.

TIPP

Um den Lernerfolg zu optimieren, sollten Sie auch kurze Trennungszeiten nur sehr langsam steigern. Kinder haben ein anderes Zeitgefühl als Erwachsene.

Sich spielerisch verabschieden

Nutzen Sie gerade zu Beginn dieser Phase die Spielfreude Ihres Kindes und spielen Sie »Trennen und Wiedersehen«. Hier ein paar praktikable Vorschläge:

> Legen Sie ein dünnes Tuch kurz über den Kopf Ihres Kindes und nehmen Sie es mit einem fröhlichen »Kuckuck« wieder ab.
> Verstecken Sie sich hinter einer Zeitung und schauen Sie mit einem »Hallo« wieder hervor.
> Verstecken Sie sich hinter einem Vorhang oder einer Tür so, dass Ihr Kind es sieht, und kommen Sie kurz danach wieder freudig heraus.

Am Anfang reichen schon einige Sekunden dafür, später können Sie auch Ihr Kind bestimmen lassen, wann es den Sichtschutz wieder öffnet. Ihr Kind wird Sie anstrahlen und vor Freude jauchzen, weil es Sie wiedergefunden hat und weil die kurzzeitige Befürchtung, Sie könnten einfach verschwunden sein, sich nicht bewahrheitet hat.

Schnuller, Kuscheltier & Co.

Einschlafhilfen spenden Trost und helfen den Kindern, die Abwesenheit ihrer Eltern bis zum nächsten Morgen zu überbrücken. Schnuller wie Kuscheltier und Schmusetuch bestätigen, dass Ihr Kind sich selbst regulieren kann. Es erwirbt mit deren Hilfe eine wichtige Fähigkeit, um verschiedene kleine Frustrationserlebnisse am Tag zu bewältigen.

Schnuller und Daumen

Ein Baby kann sich leichter selbst regulieren und in den Schlaf finden, wenn es an etwas saugen kann. Der angeborene Saugreflex – von dem sich übrigens »Säugling« ableitet – dient dazu, dass Babys zu ihrer Nahrungsquelle finden: der mütterlichen Brust. Doch auch wenn es nichts zu essen gibt, ist Saugen eine große Einschlaf- und Entspannungshilfe. Schon im Mutterleib saugen Babys am Daumen. Manche Kinder saugen gern an einem Tuch, andere an einem Kuscheltier. Die meisten Kinder bevorzugen jedoch den Daumen oder einen Schnuller.

Die eigenen Finger haben gegenüber dem Schnuller den großen Vorteil, dass sie immer da sind. Nachts muss man sie nicht erst suchen, und die Eltern müssen nicht geweckt werden, damit sie beim Suchen helfen. Schon Neugeborene können sie allein in den Mund stecken. Nichtsdestotrotz bevorzugen viele Babys den Schnuller, um sich selbst zu beruhigen. Untersuchungen haben gezeigt, dass Babys nachts sogar ruhiger schlafen, wenn sie am Schnuller saugen. Leider rutscht der Schnuller während des Schlafens immer wieder aus dem Mund. Manchen Babys fällt das nicht auf, sie schlafen einfach friedlich weiter. Andere jedoch merken es sofort, wenn der Schnuller herausrutscht, und schreien lauthals los, damit Mama oder Papa ihn wieder zurückstecken. Bis Ihr Kind alt genug ist, den Schnuller selbst im Bett zu finden und wieder in den Mund zu nehmen, müssen Sie daher nachts notgedrungen immer wieder aufstehen – ein großer Nachteil des Schnullers.

Schnullersuche leicht gemacht

Um sich und Ihrem größeren Baby die nächtliche Schnullersuche zu erleichtern, können Sie am Bett ein kleines Schnullerkästchen montieren, aus dem sich auch im Dunkeln schnell Ersatz »angeln« lässt. Andere Eltern behelfen sich damit, gleich ein ganzes Schnullersortiment im Bett zu verteilen – in der Hoffnung, ihr Kind möge irgendeinen davon im Halbschlaf finden. Zum Glück gelingt das den meisten Kindern auch sehr bald.

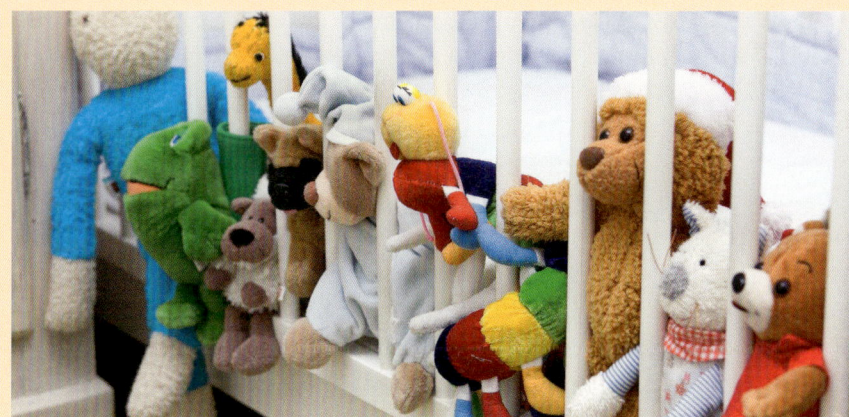

Schnullergenuss mit Grenzen

Auch wenn es bequem erscheint, sollten Sie Ihr Kind tagsüber nicht ständig am Schnuller oder an einer Nuckelflasche saugen lassen. Denn das wirkt sich ungünstig auf die Sprachentwicklung aus und ist schädlich für die Zähne (Zuckerkaries), insbesondere wenn Sie den Schnuller vorher in etwas Süßes stecken oder die Flasche mit gesüßtem Saft, Instanttee oder Milch gefüllt ist. Ärzte empfehlen aus diesem Grund auch, den Schnuller nur zum Einschlafen zu geben und ihn dem Baby aus dem Mund zu ziehen, sobald es schläft.

Kuscheltiere

Ist Ihr Kind älter, verliert der Schnuller in der Regel mehr und mehr an Bedeutung und macht Platz für eine neue Einschlafhilfe: das Kuscheltier oder ein anderes vertrautes »Übergangsobjekt«. Es erleichtert die Trennung von den Eltern, weil es als Trostspender akzeptiert wird. Diese Funktion übernehmen Kuscheltier & Co. übrigens nicht nur zum Schlafen, sondern auch in Alltagssituationen wie zum Beispiel beim Eingewöhnen in der Kinderkrippe, im Kindergarten, beim Arzt, auf Reisen und ganz besonders dann, wenn das Kind krank ist. Kein Wunder also, dass diese ständigen Begleiter schnell abgeknuddelt und schmutzig werden. Das heißt jedoch noch lange nicht, dass Sie sie waschen sollten (oder dürfen). Denn dadurch verlören sie ihr eigenes, unverwechselbares »Aroma«. Und den Liebling einfach gegen einen neuen auszutauschen, ist absolut tabu. Ihr Kind wäre untröstlich über den Verlust.

Es empfiehlt sich, Ihr Kind
erst tagsüber mit neuen
Entwicklungsaufgaben ver-
traut zu machen, bevor Sie
diese abends beim Ein-
schlafen oder in der Nacht
einführen. Dazu gehören
Abstillen, Abschied neh-
men, Regeln einhalten und
Grenzen akzeptieren.

So trennen Sie sich richtig

Neben dem Versteckspiel können Sie sich zwischendurch auch immer wieder tatsächlich trennen, damit Ihr Kind auch diese wichtige Erfahrung machen kann. Verlassen Sie dazu anfangs einfach kurz das Zimmer und kehren Sie wieder zurück. Fühlt sich Ihr Kind beim anderen Elternteil oder einer weiteren vertrauten Person sicher, können Sie auch länger wegbleiben, beispielsweise um Besorgungen zu machen. Verabschieden Sie sich davor herzlich, aber nicht unnötig lange und theatralisch von Ihrem Kind. »Stehlen« Sie sich auf keinen Fall einfach davon. Das schürt die Angst in Ihrem Kind, Sie könnten auf einmal nicht mehr da sein, wenn es nicht immer gut aufpasst. Dadurch würden Sie genau das Gegenteil von dem erreichen, was Sie möchten: Ihrem Kind wirklich Sicherheit vermitteln. Sagen Sie ihm, was Sie vorhaben. Halten Sie sich aber dann genau daran, damit Ihr Kind weiß, dass es sich auf Sie verlassen kann. So macht es die Erfahrung, dass Sie zwar weggehen, aber immer auch wieder zurückkommen. Das Vertrauen in diese Regelmäßigkeit hilft Ihrem Kind auch abends beim Einschlafen.

Ihr Kind kann ebenfalls aktiv Abschied nehmen, bevor es am Abend ins Bett geht. Sie können dazu gemeinsam einen kleinen Rundgang in der Wohnung machen, während dessen es sich von all seinen Sachen verabschieden darf. Hat Ihr Kind Freude daran, können Sie dieses persönliche Abschiedszeremoniell in das tägliche Abendritual einbauen (Seite 76).

Die eigene Abgrenzung hilft auch Ihrem Kind

Mit dem Einsetzen der Selbstbestimmung im zweiten Lebensjahr wird sich ein Kind seiner eigenen Absichten bewusst und handelt daher immer stärker zielorientiert. Seinem Erkundungsdrang und dem Bedürfnis, möglichst viel selbst machen zu wollen, müssen immer mehr Grenzen gesetzt werden. Sie helfen Ihrem Kind in dieser Phase sehr, wenn es sowohl seinem Bedürfnis nach Entfaltung und Entdeckung als auch seinem Wunsch nach Sicherheit nachkommen darf. In der Praxis kann das bedeuten, dass Ihr Kind besonders anhänglich ist und Ihnen überallhin folgen will – sogar auf die Toilette. Wenn Ihr Kind bis dahin das Trennen gelernt hat und sein Bedürfnis nach Nähe tagsüber ebenso ausleben darf wie seinen Drang, die nähere Umgebung zu erforschen, wird es auch beim Einschlafen weniger »klammern« und diese Entwicklungsaufgabe gut meistern.

Sie helfen Ihrem Kind aber auch, wenn Sie hier und da die eigenen Bedürfnisse geltend machen und sich gelegentlich abgrenzen. Dadurch hat es die Möglichkeit, Grenzen zu erkennen und sich mit sich allein zu beschäftigen und sich selbst zu regulieren. Gerade wenn Ihrem Kind die abendliche Trennung schwerfällt, sollten Sie tagsüber immer wieder ähnliche Situationen üben. Wichtig ist, dass Ihre Aufmerksamkeit dabei kurze Zeit nur Ihrem Kind gilt und Sie sich dann mit einer klaren, einfachen Botschaft abgrenzen, etwa mit den Worten: »So, jetzt haben wir zusammen einen Turm gebaut, und jetzt setzt sich die Mama in den Sessel und liest Zeitung. Du spielst allein weiter und wenn ich fertig bin, habe ich wieder Zeit für dich.«

Ihre »Auszeit« sollte anfangs nicht länger als 10 bis 15 Minuten dauern, kann sich dann aber langsam steigern. Möglicherweise protestiert Ihr Kind anfangs heftig, wenn es noch nicht gelernt hat, sich allein zu beschäftigen. Wenn Sie aber ruhig und bestimmt bleiben und das tun, was Sie angekündigt haben, wird es lernen, Ihre Abgrenzung zu akzeptieren, und allein spielen. Sobald es das tagsüber gelernt hat, fällt es ihm auch beim Einschlafen leichter. Wichtig ist: Bevor Sie nachts etwas ändern, tun Sie es zuerst am Tag. Wenn Ihr Kind tagsüber keine Grenzen akzeptieren kann, klappt es abends erst recht nicht.

Setzen Sie Ihrem Kind Grenzen

Insbesondere bei Kindern ab etwa zwei Jahren kann das Zubettgehen in einen regelrechten Machtkampf ausarten. Sie weigern sich vielleicht, überhaupt schlafen zu gehen und schinden immer wieder Zeit. Da hilft nur eines: Legen Sie klare Regeln fest und setzen Sie Grenzen, sie geben Ihrem Kind Halt. Das gelingt besser, wenn Sie die Regeln gemeinsam mit Ihrem Kind ausgehandelt haben. Bleiben Sie dabei liebevoll, aber konsequent. Es liegt in

WICHTIG
Bleiben Sie konsequent, wenn Sie Ihrem Kind Grenzen setzen, um den eigenen Bedürfnissen nachzugehen. Das ist eine Hilfe für Ihr Kind und hat nichts mit autoritärem Verhalten zu tun, das von den meisten Eltern zu Recht vehement abgelehnt wird.

Ihrer Verantwortung, dafür zu sorgen, dass Ihr Kind zu seinem Schlaf kommt und das Bett nicht zum allabendlichen Kampfplatz wird. Kinder können sehr einfallsreich sein, was ihre Wünsche vor dem Schlafengehen betrifft. Viele wollen noch einmal einen besonders dicken Gute-Nacht-Kuss oder ein bisschen »gekrabbelt« werden. Andere müssen noch etwas ganz Wichtiges erzählen.

Ab ein bis zwei Jahren kommen Kinder gern immer wieder aus dem Bett. Hier hilft nur, das Kind jedes Mal konsequent zurückzubringen und liebevoll, aber bestimmt und ohne zu viel Zuwendung zum Ausdruck zu bringen, dass Sie dieses Verhalten nicht dulden. Es dauert einige Zeit, bis Kinder die Regeln rund ums Schlafen verinnerlicht haben und das Zubettbringen weitgehend ruhig und reibungslos verläuft. Das Wichtigste dabei ist, dass beide Eltern derselben Meinung sind und sich nicht gegenseitig in den Rücken fallen, selbst wenn es einmal besonders schwierig ist.

WENN ELTERN SICH TRENNEN

Kinder haben feine Sensoren. Sie spüren, wenn Eltern vor der Entscheidung stehen, sich zu trennen. Während dieser Zeit sollte ein Kind nicht zusätzliche Belastungen auf sich nehmen müssen.

Besondere Ablösungssituationen

Auch wenn Sie Ihr Kind dabei unterstützen sollen, allein und ohne Ihre Hilfe einzuschlafen: Es gibt eine Reihe von Anpassungssituationen, die nicht dazu geeignet sind, Einschlafhilfen zu entziehen oder das elternunabhängige Einschlafen zu üben. Denn damit würden Sie Ihrem Kind das Umlernen nur zusätzlich erschweren. Insbesondere zählen dazu

> Krankheit oder Krankenhausaufenthalt,
> Urlaubsreisen,
> Umzug,
> die Geburt eines Geschwisterkindes,
> der Start in die Kinderkrippe oder in den Kindergarten,
> die Wiederaufnahme der Berufstätigkeit der Mutter.

In solchen Situationen sind die meisten Kinder verunsichert und labil. Sie brauchen viel Zuwendung, Nähe und Geborgenheit durch die körperliche Anwesenheit der Eltern. Eine »Gefahr« der Fehlentwicklung besteht nur dann, wenn aufwändige und elternabhängige Einschlafprozeduren auch danach noch beibehalten werden, etwa wenn der Familienalltag sich längst normalisiert hat oder die Krankheit überstanden ist.

Durchschlafen lässt sich lernen

Die Geduld vieler Eltern wird häufig enorm strapaziert, während ihr Kind lernt, durchzuschlafen. Gleiches gilt auch für die verschiedenen Schlaflern-Programme, die in diesem Buch ab Seite 111 vorgestellt werden. Von Folgendem dürfen Sie jedoch ausgehen: Die Zeit ist begrenzt, und das ist ein Trost.

Mein eineinhalbjähriger Sohn kommt abends immer wieder aus seinem Bett, obwohl er weiß, dass er schlafen soll. Was kann ich tun?

Wenn Sie wollen, dass Ihr Sohn in seinem Bett bleibt und dort einschläft, sollten Sie ihm deutlich sagen, dass er das kann und Sie es auch von ihm erwarten. Bleiben Sie liebevoll, aber konsequent, und bringen Sie Ihren Sohn immer wieder ruhig und bestimmt in sein Bett zurück. Nur so lernt er, dass Aufstehen nichts bringt.

Ich bin berufstätig und leide deshalb sehr darunter, dass meine neunmonatige Tochter noch drei- bis viermal nachts gestillt werden möchte, obwohl sie offensichtlich keinen Hunger hat. Was kann ich tun?

Wenn Ihre Tochter sich nicht von den nächtlichen Mahlzeiten entwöhnen lassen will, kann eine andere Ursache hinter dem Aufwachen stecken. Vielleicht fehlen ihr einfach ein paar Kuscheleinheiten. Versuchen Sie, tagsüber mehr zu schmusen und gemeinsam zu spielen.

Dabei geht es nicht darum, besonders viel Zeit miteinander zu verbringen, sondern die gemeinsame Zeit sollte möglichst intensiv sein. Seien Sie deshalb in den gemeinsamen Stunden mit ganzem Herzen bei Ihrer Tochter.

Ich plane, mein Kind mithilfe eines Schlaflern-Programms umzugewöhnen. Allerdings befürchte ich, dass der Protest im ganzen Haus zu hören sein wird. Soll ich aus Rücksicht auf die Nachbarn lieber davon Abstand nehmen?

Ihre Nachbarn würden noch viel mehr nächtliches Schreien aushalten müssen, wenn Ihr Kind nicht lernt, sich allein zu beruhigen. Bitten Sie Ihre Mitbewohner um Verständnis dafür, dass es in den nächsten Nächten voraussichtlich etwas lauter werden könnte. Erklären Sie ihnen aber auch gleichzeitig, weshalb das so sein wird, und dass sie sich keine Sorgen um das Kind machen müssen. Überlegen Sie sich, welches der Schlaflern-Programme sich für Sie und Ihr Kind am besten eignet.

Entspannung auf die Schnelle

Eltern kleiner Kinder haben eigentlich immer ein Schlafdefizit. Schläft das Kind auch noch schlecht, wird aus dem Defizit schnell eine chronische Übermüdung. Nutzen Sie daher jede Gelegenheit zum Regenerieren. Gerade der Mittagsschlaf oder die Tagesschläfchen des Kindes sind dafür ideal geeignet. Wenn Sie zwar nicht schlafen wollen, aber so überreizt sind, dass Sie überhaupt nicht mehr abschalten können, helfen kleine Entspannungsrituale, um neue Kraft zu tanken. Wichtig ist nur, dass Sie sich Gutes tun.

Erholung in der Badewanne

Nehmen Sie ein beruhigendes Bad mit Ihrem Lieblingsduft. Machen Sie es sich in der Wanne ein Weilchen gemütlich, lesen Sie ein gutes Buch oder hören Sie entspannende Musik dabei. Sorgen Sie dafür, dass Sie kurzzeitig wirklich in eine andere Welt eintauchen. So entspannen Sie am schnellsten.

Das Tee-Zeremoniell

Nicht nur Ihrem Kind, sondern auch Ihnen helfen Rituale, um zur Ruhe zu kommen. Wie wäre es mit einem Tee-Zeremoniell? Kochen Sie sich einen Entspannungstee, zum Beispiel aus Hafer, Lavendel- und Orangenblüten, Melisse und Passionsblumenkraut (aus der Apotheke). Nehmen Sie davon einen Teelöffel pro Tasse und lassen Sie den Tee zehn Minuten ziehen.

Duftende Entspannung

Ätherische Öle (aus dem Naturkostladen oder aus der Apotheke) helfen ebenfalls, um sich zu entspannen – egal, ob im Badewasser, in einer Duftlampe oder als Massageöl. Für ein Massageöl mischen Sie 100 Milliliter Weizenkeim- oder Mandelöl mit zehn Tropfen naturreinem ätherischen Öl. Eine kleine Menge dieser Mischung eignet sich auch als Badezusatz. Wenn Sie eine Aromalampe benutzen, können Sie ein paar Tropfen in das Wasserschälchen träufeln. Noch schneller entfaltet sich der Duft, wenn Sie einen Wattebausch oder ein Vliestuch mit dem Öl beträufeln, in ein Schälchen legen und dieses in Ihre Nähe stellen. Beruhigend und entspannend wirken die ätherischen Öle von Lavendel, Rose, Bitterorange und Muskatellersalbei. Entspannend und aufheiternd dagegen wirken Bergamotte, Geranium, Zedernholz und Zitrone.

Tief atmen

In der Geburtsvorbereitung haben Sie gelernt, sich durch eine bewusste Bauchatmung zu entspannen. Diese Bauchatmung hilft Ihnen auch jetzt, sich zu erholen: Legen Sie dazu Ihre Hände am besten im Liegen auf den

Bauch und atmen Sie ganz bewusst dorthin. Wandern Sie in Gedanken durch Ihren ganzen Körper und atmen Sie in jeden Körperteil hinein. Dorthin, wo Sie Verspannungen spüren, atmen Sie so lange, bis diese nachlassen.

Musik zur Lockerung

Musik hilft vielen Menschen, sich fallen zu lassen. Sie können es mit Meditationsmusik oder ruhiger Klassik versuchen. Manchmal tut aber gerade rockige Tanzmusik gut, zu der Sie erst einmal richtig abtanzen und Aggressionen abbauen können, bevor Sie sich entspannen.

Punktgenau entspannen

Akupressur ist eine jahrtausendealte Lehre aus der Traditionellen Chinesischen Medizin, die Ihnen auch beim Entspannen oder Einschlafen helfen kann. Drücken Sie dazu sanft und langsam kreisend etwa vier Minuten den Mittelpunkt zwischen Ihren Augenbrauen. Dadurch wird beruhigende und ordnende Energie freigesetzt. Ruhe, Ausgleich und Erholung verschafft Ihnen auch ein Punkt auf der Innenseite der Unterschenkel, der in der Mitte zwischen Kniegelenk und Knöchel liegt. Drücken Sie diesen Punkt sanft kreisend etwa drei Minuten.

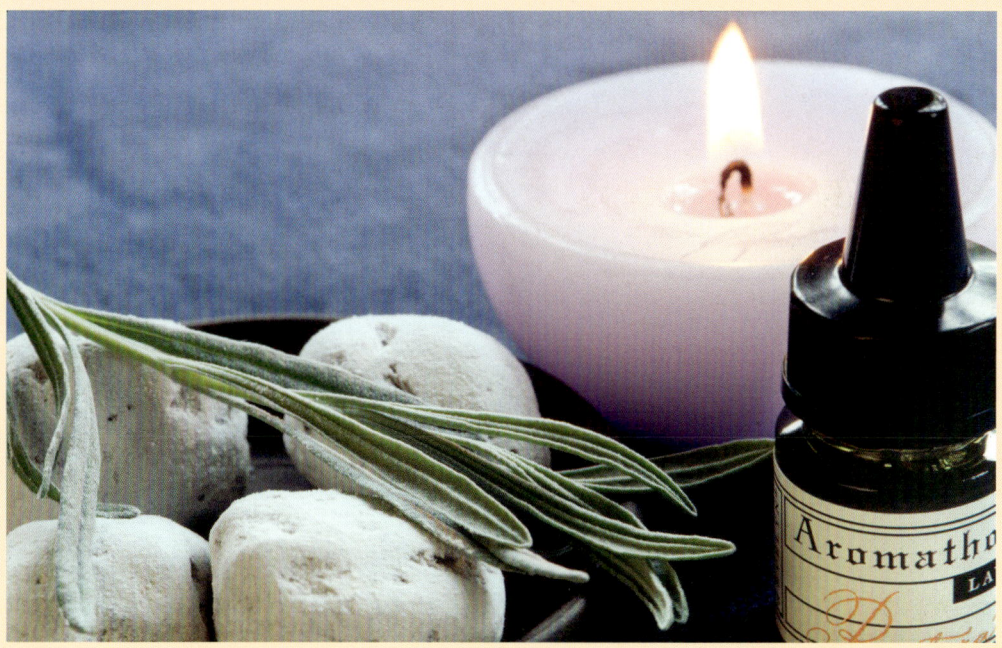

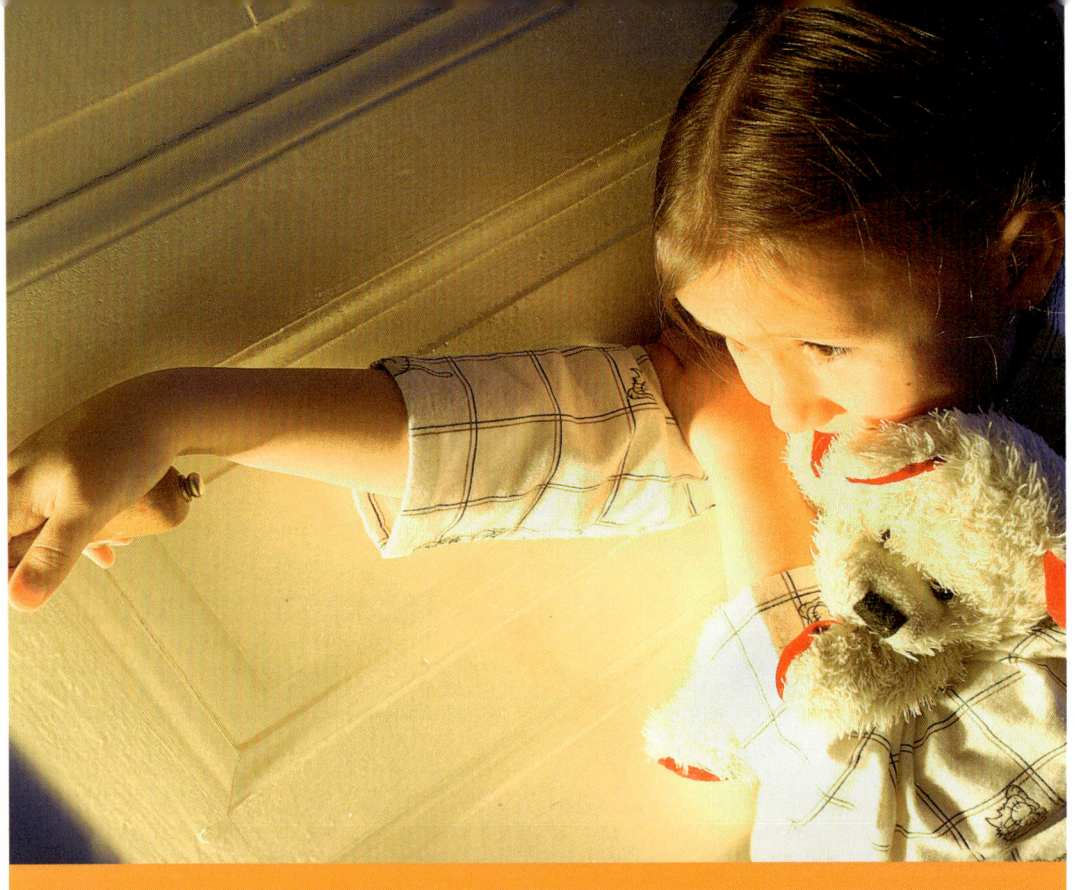

Umlernen und umgewöhnen

Was können Sie tun, wenn Ihr Kind an elternabhängige Ein-schlafhilfen gewöhnt ist und Sie das ändern wollen? Ihr Kind muss lernen, das Einschlafen mit Assoziationen zu verbinden, für die es die Eltern nicht braucht. Dieser Umlernprozess kann auf ganz unterschiedliche Arten ablaufen. Sie können Ihr Kind mit sanften Methoden langsam, Schritt für Schritt umgewöhnen, bis es ohne Ihre Hilfe einschlafen kann. Sie können sich aber auch für eine der Einschlafmethoden entscheiden, bei der sich der Erfolg in der Regel schon nach ein paar Tagen einstellt. Gerade Eltern, die mit ihren Kräften am Ende sind und nicht mehr lange warten wollen, können mithilfe besonderer Schlaflern-Programme ihr Kind schnell und sicher umgewöhnen – wenn bestimmte Voraussetzungen erfüllt sind.

Zehn Fragen vorab

Die wichtigste Voraussetzung, um mit der Umgewöhnung zu beginnen, sind Alter und Verfassung Ihres Kindes: Es muss gesund und mindestens sechs Monate alt sein. Außerdem ist es hilfreich, wenn Sie sich vorab die folgenden Fragen stellen:

1. Kann ich körperlich bedingte Schlafstörungen ausschließen? Wenn nicht, sollten Sie zuerst einen Kinderarzt aufsuchen.
2. Wie viel Schlaf braucht mein Kind? Führen Sie dazu am besten über mehrere Tage ein Schlafprotokoll (als Folder eingeheftet).
3. Schläft mein Kind schlecht, weil es sich an elternabhängige Schlafhilfen gewöhnt hat? Wenn ja, ist das Umgewöhnen genau der richtige Weg.
4. Sind alle Vorbereitungen für eine gute Nacht getroffen? Stimmen Schlafumgebung, Essverhalten, gibt es einen regelmäßigen Schlaf-Wach-Rhythmus und geregelten Tagesablauf sowie ein vertrautes Abendritual?
5. Was kann ich meinem Kind zutrauen? Wägen Sie ab, ob es für Sie und Ihr Kind besser ist, Schritt für Schritt vorzugehen oder ein schnelleres Tempo beim Umgewöhnen zu wählen.
6. Welche Angewohnheit stört und nervt mich am meisten? Ist es das Zupfen am Ohr oder die letzte Flasche Milch? Damit sollten Sie beim Entwöhnen beginnen.
7. Wie kann ich dies umsetzen? Vielleicht kann in der Umlernzeit der andere Elternteil das Kind ins Bett bringen. Oder Sie bieten eine abgeschwächte Alternative zu der Nerven strapazierenden Einschlafhilfe an – etwa die Hand halten statt am Ohr zupfen. Sagen Sie Ihrem Kind ruhig auch, was Sie (inzwischen) als unangenehm empfinden.
8. Was finde ich okay, was kann so bleiben? Das kann auch das Schlafen im Elternbett sein, wenn es für alle in Ordnung ist.

DER RICHTIGE ZEITPUNKT
Schlaflern-Programme setzen eine gewisse körperliche, geistige und emotionale Reife des Kindes voraus. Achten Sie also darauf, Ihr Kind nicht zu überfordern.

9. Können beide Elternteile diese Umstellung wirklich konsequent durchhalten, stehen Sie beide voll dahinter oder werden Sie voraussichtlich schwach? Wenn Sie befürchten, nicht durchhalten zu können, beginnen Sie besser gar nicht erst mit einer Umlernmethode, um Ihr Kind nicht zu verwirren. Außerdem tut es sich schwer, Sie ernst zu nehmen, wenn Sie nach kurzer Zeit abbrechen.

10. Welche Schlafsituation kann das Kind erlernen, die für Eltern und Kind akzeptabel ist? Die Antwort auf diese Frage ist Ihr gemeinsames Ziel der Umgewöhnung, egal, wie lange die Prozedur dauert.

(Ver)trauen Sie sich

TIPP
Gewöhnen Sie Ihr Kind nur um, wenn Sie sich mit Ihrem Partner absolut einig sind. Damit vermeiden Sie unterschiedliche Botschaften, die Ihr Kind verwirren oder ängstigen könnten.

Haben sie die einzelnen Fragen geklärt und sich ein Ziel gesteckt, hilft es vielen Eltern, die Antworten schriftlich festzuhalten. Das Wichtigste ist, dass Sie selbst und Ihr Partner voll und ganz hinter der gewünschten Veränderung stehen und Sie Ihren eigenen Fähigkeiten und denen Ihres Partners ebenso vertrauen können wie denen Ihres Kindes. Tun Sie das nicht, spürt Ihr Kind Ihre Unsicherheit und Unentschlossenheit. Es wird sich dann so lange gegen die Veränderungen wehren, bis Sie resigniert aufgeben.

Eine wichtige Botschaft für Ihr Kind

Sind Sie sich Ihrer Sache sicher, teilen Sie Ihren Entschluss auch Ihrem Kind mit: »Wir schaffen das gemeinsam, denn es ist gut für uns alle, wenn du allein ein- und durchschlafen kannst. Wir verstehen, dass du jetzt dagegen protestierst. Wir helfen dir aber dabei, das neue Schlafen zu lernen, und sind für dich da, bis du das kannst.« Auch wenn Ihr Kind noch zu klein ist, alle Ihre Worte zu verstehen, so spürt es doch, dass Sie etwas von ihm erwarten, dass Sie bei ihm sind, es unterstützen und zuversichtlich sind, dass es Ihre Erwartung auch erfüllen kann.

Protest lässt sich nicht vermeiden

Natürlich wird sich Ihr Kind nicht ohne Protest umgewöhnen. Dieser kann sogar ziemlich heftig werden. Erfahrungsgemäß wird

Ihr Kind umso lauter protestieren, je älter es ist und je radikaler die Umgewöhnung sein muss. Dabei können Geduld und Nerven der Eltern extrem strapaziert werden. Stellen Sie sich darauf ein und versuchen Sie trotzdem, so ruhig wie möglich zu bleiben. Sie haben ein Ziel. Achten Sie auch immer auf die »Qualität« des Schreiens (ab Seite 106). Schließlich kann Ihr Kind zuerst nicht verstehen, warum das, was bisher als in Ordnung galt, nicht mehr gut sein soll. Deshalb braucht es besonders viel Sicherheit und Zuwendung, die Sie ihm tagsüber geben. Es tut Ihrem Kind gut, wenn es die körperliche Nähe, die Sie ihm abends entziehen, tagsüber und beim Einschlafritual bekommt.

Stellen Sie sich darauf ein, dass Ihr Kind sich nicht von einem Tag auf den anderen umgewöhnen kann. Es wird mehrere Tage, manchmal sogar Wochen dauern, bis sich von Ihrem Kind lieb gewonnene Gewohnheiten ändern. Gerade wenn Sie sich für einen sehr sanften Weg entscheiden, dauert es länger. Doch wer geduldig und liebevoll, aber konsequent bleibt und nicht abbricht, wird für die gemeinsame Anstrengung belohnt.

Viele Wege führen zum Schlaf

Auch beim Schlafen führen viele Wege zum Ziel. Entscheiden Sie sich für denjenigen, bei dem Sie das beste Gefühl haben. Nehmen Sie sich die Freiheit, einzelne Methoden zu variieren und Ihren persönlichen Bedürfnissen anzupassen. Schließlich geht es um die Fähigkeiten Ihres Kindes und um Ihre eigenen. Lassen Sie sich also ruhig von Ihrer elterlichen Kompetenz leiten. Auf den folgenden Seiten finden Sie unterschiedliche Möglichkeiten, mit deren Hilfe Sie Ihr Kind umgewöhnen können. Alle drei Methoden haben sich in der Praxis sehr bewährt und schaden Ihrem Kind nicht. Letztlich müssen jedoch immer Sie entscheiden, was Sie sich und Ihrem Kind zutrauen wollen und können – und wie viel Energie Sie noch haben.

Die erste Variante ist besonders sanft, allerdings dauert sie oft auch am längsten. Beim Einschlaftraining und bei der Freiburger Sanduhr-Methode lernen Kinder meist schnell, allein einzuschlafen. Diese beiden Varianten, so genannte Schlaflern-Programme,

EGOISMUS ODER HILFE?

Selbst die geduldigsten Eltern werden mitunter durch die Ansicht verunsichert, es sei egoistisch, von ihrem Kind zu erwarten, dass es allein in den Schlaf finden möge. Richtig ist, dass sie dabei auch einen wichtigen Entwicklungsschritt des Kindes fördern.

sind für Eltern aber oft auch schwieriger durchzuhalten, weil sie ihr Kind für kurze Zeit allein lassen müssen und es nicht in den Arm nehmen dürfen, obwohl es weint oder schreit.

Die meisten Eltern haben beim »langsamen« Umgewöhnen ein besseres Gefühl und weniger Befürchtungen, ihr Kind zu überfordern. Doch auch die »schnelleren« Methoden können gesunde Kinder erfahrungsgemäß gut verkraften. Denken Sie immer daran: Ihr Kind ist in der Lage, allein einzuschlafen, und es soll die (für sein ganzes Leben) wichtige Fähigkeit erwerben, sich selbst zu beruhigen und zu regulieren. Dabei sollen Sie ihm als Eltern liebevoll und konsequent zur Seite stehen. Je klarer Sie sind, desto leichter kann Ihr Kind Sie verstehen und ist bereit, Neues zu lernen. Sind Sie unsicher, ob Ihr Kind reif genug ist, umzulernen, sprechen Sie mit Ihrem Kinderarzt, bevor Sie sich für eine der Methoden entscheiden.

Die sanfte Methode

Wenn Sie als Eltern noch nicht am Ende Ihrer Kräfte sind, können Sie Ihr Kind in kleinen Schritten und in einem langsamen Tempo umgewöhnen. Auch wenn Ihr Kind noch größere Schwierigkeiten mit Trennungssituationen hat, wird die sanfte Methode es nicht überfordern. Außerdem eignet sich diese Methode besonders für diejenigen Eltern, die es nicht ertragen, ihr Kind einige Minuten schreien zu lassen, wie das bei den Schlaflern-Programmen ab Seite 111 erforderlich ist.

Konsequenz ist wichtig

Selbst bei einer äußerst sanften Umlernmethode sind Ihr Stehvermögen und Ihre Konsequenz gefordert – ebenso wie Ihr Einfühlungsvermögen, Ihre Liebe und Ihre Geduld. Wollen Sie Ihr Baby an sein eigenes Bett gewöhnen, kann es durchaus sein, dass Sie anfangs lange »wachen« müssen, bis es eingeschlafen ist, oder dass Sie zehnmal pro Nacht an sein Bett gerufen werden. Dann bleibt Ihnen nichts anderes übrig als geduldig hinzugehen, Ihr Kind zu trösten – aber nicht aus dem Bett zu nehmen – und zu hoffen, dass es sich bald seinem Schlafbedürfnis überlässt.

TIPP

Möchten Sie Ihr Kind von nächtlichen Mahlzeiten entwöhnen? Dann sollten Sie ebenfalls eher langsam vorgehen, damit sich der kindliche Organismus umstellen kann – es sei denn, Ihr Kind signalisiert deutlich, dass es auch schneller gehen darf. Wie Sie die Einschlafhilfe »Essen« und nächtliche Mahlzeiten umgewöhnen und abstellen können, erfahren Sie auf Seite 109.

Geben Sie Ihrem Kind die Rückversicherung »Es ist alles in Ordnung«. Dann spürt es Ihre Sicherheit und Verlässlichkeit und wird sich leichter auf die neue Situation einlassen. Vielen Eltern hilft es in dieser Situation, ein Schlaflied zu singen oder zu summen – am besten in der Endlosschleife, denn es kann dauern.

Ist Ihr Kind schon älter, erklären Sie ihm, dass Sie sich im Dunkeln so lange neben sein Bett setzen, bis es eingeschlafen ist. Dazu muss es aber ruhig sein, sonst bleiben Sie nicht sitzen. Kündigen Sie an, dass Sie das Zimmer verlassen werden, wenn es eingeschlafen ist. Sagen Sie aber auch, dass Sie die Tür offen lassen, damit es Sie jederzeit hören kann, falls es wieder wach wird, und dass Sie wieder nach ihm sehen werden. Andernfalls könnte es zwanghaft versuchen, sich wach zu halten, damit Sie bei ihm bleiben.

Funktioniert dieses Vorgehen, setzen Sie sich immer ein Stück weiter vom Bett weg. Verlassen Sie schließlich das Zimmer, wenn das Kind noch nicht schläft, und dehnen Sie diese Zeiten aus. Kommen Sie aber auch wieder zurück, wenn Ihr Kind noch nicht schläft. Kündigen Sie diese Schritte vorher an, damit Ihr Kind nicht von Ihrem Handeln überrascht wird.

GU-ERFOLGSTIPP   DAS SCHLAFEN BELOHNEN

»Positives Verstärken« heißt es in der Pädagogik, wenn erwünschtes Verhalten belohnt statt unerwünschtes bestraft wird. Nach diesem Prinzip funktioniert die folgende Methode bei Kindern, die nachts zu regelmäßigen Zeiten aufwachen und schreien.

> Notieren Sie zunächst die Zeiten, zu denen Sie nachts von Ihrem Kind geweckt werden.

> Wecken Sie Ihr Kind in der nächsten Nacht etwa 15 bis 30 Minuten vor der notierten Aufwachzeit – aber natürlich in einer Leichtschlafphase (siehe Seite 12)!

> Stillen oder füttern Sie es und legen Sie es anschließend wieder hin.

> Wecken und füttern Sie Ihr Kind am nächsten Tag 15 Minuten später als am Vortag.

> Verschieben Sie die Zeiten ab nun jeweils um 15 Minuten so lange nach hinten, bis Ihr Kind durchschläft.

Diese Methode funktioniert deshalb, weil Ihr Kind darauf vertraut, dass es geweckt wird. Es wird also fürs Schlafen belohnt und nicht fürs Schreien. Bei Rückschlägen wiederholen Sie alle genannten Schritte wieder von Neuem.

Kleine Kinder schreien unterschiedlich

Schreien ist nicht gleich Schreien. Es hat unterschiedliche »Qualitäten« und erfordert von den Eltern verschiedene Reaktionen. Beispielsweise kann ein Kind aus Wut schreien, weil ihm ein Wunsch nicht erfüllt wird, oder es schreit, weil es Schmerzen oder Hunger hat.

Unterschiedliche Schreiarten

Das Schreien ist eine der deutlichsten Möglichkeiten des Kindes, sich zu artikulieren. Schließlich kann es noch nicht sprechen. Versuchen Sie herauszufinden, was die Gründe für die verschiedenen Schreiarten sind. Achten Sie dabei auch auf Ihre eigenen Gefühle, damit Sie nicht etwas in Ihr Baby »hineinlesen«, was es in seinem Alter noch gar nicht fühlen kann, etwa Angst vor der Dunkelheit.

> Schreit Ihr Kind, weil es Hunger oder nasse Windeln hat?
> Protestiert es, weil Sie etwas tun, was es nicht möchte?
> Versucht es, mit seinem Schreien etwas von Ihnen zu bekommen?
> Schreit es, weil es etwas nicht tun darf?
> Ist es wütend auf Sie oder auf den Bauklotz, der immer wieder herunterfällt?
> Schreit es, weil es etwas erlebt, was es noch nicht kennt und was es verunsichert?
> Empfindet es Trennungsängste und klammert sich deshalb an Sie?

Gerade in neuen Situationen, die Ihr Kind besonders fordern – wenn es zum Beispiel lernen soll, allein einzuschlafen – wird es zunächst mit Schreien protestieren. Schließlich verändern Sie seine vertrauten Gewohnheiten und es versteht nicht, warum Sie das tun. Mit dem Schreien will es das Vertraute zurückfordern. Ein älteres Kind will vielleicht seine Grenzen austesten. Denken Sie daran: Es ist das gute Recht Ihres Kindes, seinen Unmut kundzutun – vorläufig mit Schreien.

Schreien lassen?

Wenn Ihr Kind beim Umlernen schreit, zeigen Sie Verständnis dafür und trösten Sie es. Bedenken Sie, dass es lernen soll, sich selbst zu beruhigen, was es meist mithilfe eines Schnullers, eines Kuscheltiers oder eines Schmusetuchs bewältigen kann. Es ist deshalb ungünstig, wenn Sie schon beim kleinsten Muckser Ihr Kind auf den Arm nehmen. Denn damit nehmen Sie ihm die Chance, diese Entwicklungsaufgabe zu meistern. Die Fähigkeit, sich selbst zu beruhigen, ist eine der wichtigsten Voraussetzungen, um ein Schlafprogramm zu starten. Wenn ein Kind diese Fähigkeit bisher noch nicht erworben hat, kann es in den Minuten, die es allein ist, Mittel und Wege finden, sich selbst zu trösten, damit es sich ohne aktive Hilfe der Eltern dem Schlaf überlassen kann. Geben Sie Ihrem Kind dabei die Rückversicherung: Ich bin da/wir sind da. Wenn Sie jedoch merken, dass es unsicher ist, etwa im Urlaub, in einer fremden Umgebung oder nach einem Traum (ab zwei Jahren), nehmen Sie es auf den Arm und trösten Sie es ausgiebig, ganz nah an Ihrem Körper. Brechen Sie in diesem Fall das Schlafprogramm ab und versuchen Sie es ein paar Wochen später noch einmal. Üben Sie zuvor erst tagsüber, bis Ihr Kind mit kleinen Trennungen besser umgehen kann.

Bedenken Sie: Je jünger ein Baby ist, umso weniger hat es in der Regel die Fähigkeit zur Selbstregulation und umso mehr Trost braucht es, wenn es schreit. Verständnis der Eltern tut aber allen Kindern gut – auch den größeren. Egal warum sie schreien: Sie haben ihren Grund dafür.

Extra Trost für Schreibabys

In manchen Fällen sind die Ursachen für das Schreien selbst für sehr einfühlsame Eltern kaum zu ergründen. Gerade exzessiv schreiende Babys lassen sich nur schwer trösten. Zwar wird empfohlen, diese Babys in den ersten zwei bis drei Monaten möglichst viel zu tragen und ihnen Nähe und Geborgenheit zu vermitteln. Doch viele Babys überstrecken sich während des Schreiens und erschweren damit das Tragen. Diesen Babys hilft regelmäßiger und ausreichender Schlaf und sie nicht mit zu vielen Reizen zu überfordern.

Für Eltern von Schreibabys ist es besonders ratsam, frühzeitig professionelle Hilfe beim Kinderarzt oder in einer Schreiambulanz (Adressen ab Seite 122) zu suchen. Es ist für die ganze Familie wichtig, diese schwierige und anstrengende Zeit möglichst unbeschadet zu überstehen, damit sie die Zeit mit ihrem Baby wieder genießen kann.

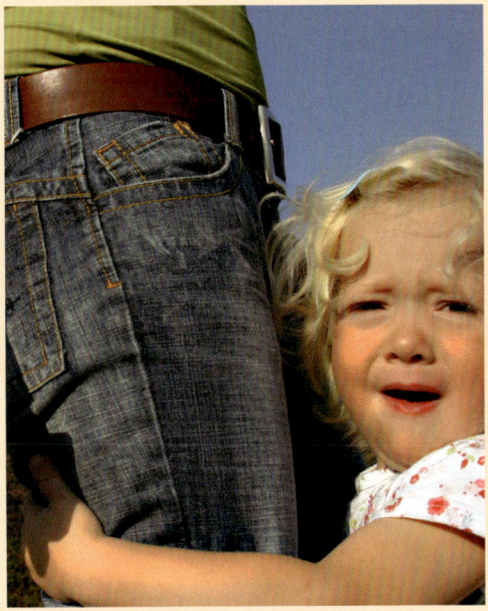

Anreize verhelfen zum Erfolg

Ist Ihr Kind älter als zwei Jahre, können Sie ihm bereits deutlich sagen, was Sie von ihm erwarten: »Ich möchte, dass du allein ein-schläfst. Ich sage dir jetzt gute Nacht, dann gehe ich aus dem Zimmer. Ich räume noch die Küche auf, das wirst du hören. Und du kannst allein einschlafen.« Dagegen wird Ihr Kind erst einmal protestieren und nicht einsehen, dass sich etwas ändern soll.

Bei vielen Kindern hilft dann ein Bonussystem (positive Verstär-kung). Kleben Sie dazu zum Beispiel an jedem Tag, an dem Ihr Kind allein eingeschlafen ist, einen hübschen Aufkleber in den Kalender. Zählen Sie am Ende der Woche die Pluspunkte zusam-men und belohnen Sie Ihr Kind mit kleinen Überraschungen für seine Leistung, etwa mit der Lieblingsmarmelade zum Frühstück. Oder die Belohnung winkt nach zehn Punkten, vielleicht ein Be-such bei der Oma oder ein Familienausflug. Konkrete Belohnun-gen im Voraus zu versprechen ist nicht ratsam, da diese Ihr Kind unter Druck setzen, wenn es mit dem allein Einschlafen nicht klappen sollte. Es würde es als Strafe betrachten, keine Belohnung zu bekommen, obwohl es sich doch so angestrengt hat.

Umgewöhnen: Schritt für Schritt

Beginnen Sie beim Umgewöhnen mit dem abendlichen Einschla-fen. Erst wenn es am Abend wirklich gut klappt, können Sie auch beim nächtlichen Erwachen auf die gleiche Weise vorgehen. Ver-gessen Sie vor dem Hinlegen nicht das Einschlafritual, bei dem Sie auch ausgiebig – aber nicht im Bett – kuscheln. Das gibt ihm die Sicherheit, die in der momentanen Phase der Umgewöhnung besonders wichtig ist. Im Folgenden nun vier verschiedene Ein-schlafsituationen und Vorschläge, sie zu ändern:

1. Einschlafsituation

Das Kind schläft in seinem Bett ein, doch ein Elternteil muss sich dazulegen, damit das Kind dessen Ellbogen kneten kann, was bis zu einer Stunde dauert. Schläft das Kind, schleichen sich Vater oder Mutter aus dem Zimmer. Wacht das Kind nachts auf, ruft es nach seinen Eltern und will wieder so einschlafen wie am Abend.

> **Ziel der Umgewöhnung:**

Das Kind soll allein in seinem Bett ein- und weiterschlafen.

> **Vorgehen:**

Das Kind wird Schritt für Schritt von den elternabhängigen Einschlafhilfen entwöhnt. Die Eltern könnten zum Beispiel zuerst den Ellbogen entziehen und dem Kind stattdessen eine Hand anbieten. Funktioniert das, kann das Kind statt der Hand ein Stofftier oder ein Schmusetuch bekommen, das es kneten kann. Hat das Kind diesen Schritt verinnerlicht, kann es mit dem Stofftier oder dem Tuch ins Bettchen gelegt werden. Mutter oder Vater sitzen im dunklen Zimmer dabei, bis das Kind einschläft, haben aber keinen Körperkontakt. Schließlich setzen sie sich immer weiter vom Bett weg, bis sie ganz aus dem Zimmer gehen. Dabei kann die Tür einen Spalt oder ganz geöffnet bleiben.

Zum Üben können die Eltern wiederholt hinausgehen mit dem Hinweis »Ich muss noch etwas holen« und nach kurzer Zeit zurückkehren. Später soll das Hinausgehen länger dauern, vielleicht gehen sie noch einmal in die Küche (»Ich muss noch das Geschirr wegräumen«) und kommen anschließend wieder zurück. Wichtig ist, dass das Kind noch wach ist, wenn die Eltern hinausgehen und sie ihr Weggehen auch ankündigen.

2. Einschlafsituation

Das Baby schläft nur an der Brust ein. Nachts wird es vier- bis fünfmal wach und verlangt nach der mütterlichen Brust. Dabei trinkt es zweimal wirklich, die anderen Male nuckelt es nur.

> **Ziel der Umgewöhnung:**

Das Baby soll allein einschlafen – ohne nächtliche Mahlzeiten und ohne das Saugen an der mütterlichen Brust.

> **Vorgehen:**

Ist das Baby bereits sechs Monate alt, kann es in der Regel auf nächtliche Mahlzeiten verzichten. In diesem Fall muss zuerst die nächtliche Kalorienzufuhr reduziert werden. Die Mutter könnte innerhalb von zwei bis drei Wochen die Stillzeiten in der Nacht zunehmend verkürzen. Zwar wird das Baby protestieren, doch aufgrund seiner Entwicklung ist sicher, dass es die nächtlichen

TIPP

Nicht selten verlangen Kinder mehrere Einschlafhilfen nacheinander, beispielsweise Körperkontakt, Brust oder Fläschchen, immer wieder die Spieluhr aufziehen. Am besten beginnen Sie beim Umgewöhnen mit jener Hilfe, die Ihrem Kind vermutlich am wenigsten fehlen wird.

Mahlzeiten nicht mehr benötigt. Außerdem sollten Stillen und Einschlafen auch tagsüber und abends zunehmend voneinander getrennt werden (ab Seite 51).

> **Variante:**

Wird das Kind mit der Flasche ernährt, reduzieren die Eltern das Milchpulver so lange, bis nur noch warmes Wasser in der Flasche ist. Entsprechend werden auch Tee oder Saft immer stärker verdünnt. Zudem wird die Flasche immer seltener gegeben und die Trinkmenge jeweils reduziert. Ist die Nahrungs- und Flüssigkeitszufuhr abgestellt, kann das Baby wie im vorigen Beispiel lernen, elternunabhängig ein- und durchzuschlafen. Vergessen Sie aber nicht, die reduzierte Nahrungsmenge am Tag zuzufüttern.

TIPP

Für die Umgewöhnung mit Papa empfiehlt sich das Wochenende, da die Atmosphäre dann meist entspannter ist als nach einem stressigen Arbeitstag.

3. Einschlafsituation

Das Kind weigert sich, vom Papa ins Bett gebracht zu werden. Das Zubettgehen mit der Mutter klappt dagegen problemlos.

> **Ziel der Umgewöhnung:**

Das Kind soll nicht nur die Mutter, sondern auch den Vater als Partner beim Zubettbringen akzeptieren.

> **Vorgehen:**

Zunächst muss gewährleistet sein, dass zwischen Vater und Kind eine vertrauensvolle Beziehung besteht. Hatten die beiden bisher nicht ausreichend Gelegenheit, sich richtig kennenzulernen, kann der Vater tagsüber und abends damit beginnen, die Beziehung zu fördern. Ideal ist beispielsweise ein gemeinsamer Samstagsausflug von Vater und Kind. Auch fürsorgliche Tätigkeiten am Abend, wie Füttern und Wickeln, sind empfehlenswert. Manchmal ist es sehr hilfreich, wenn die Mama abends einfach aus der Wohnung geht. Dann steht sie nicht als Partnerin beim Einschlafen zur Verfügung, und das Zubettbringen mit Papa klappt besser.

4. Einschlafsituation

Das Kind schläft nur im Elternbett ein und auch das nur dann, wenn sich Mutter oder Vater dazulegen.

> **Ziel der Umgewöhnung:**

Das Kind soll allein und in seinem eigenen Bett einschlafen.

> **Vorgehen:**

In jedem Fall ist es sinnvoll, das Kind erst an sein Bett zu gewöhnen, indem es tagsüber zum Beispiel einmal darin mit seinen Kuscheltieren spielen darf und das Bett mit dem Kind zusammen schön hergerichtet wird. Darüber hinaus sollten Sie das Bettchen in das Abendritual mit einbeziehen, indem die Kuscheltiere gemeinsam geordnet und schlafen gelegt werden oder ein Ersatzschnuller deponiert wird. Sträubt sich das Kind weiterhin, in seinem Bett einzuschlafen, kann sich anfangs ein Elternteil neben das Bett setzen und noch Körperkontakt halten (zum Beispiel die Hand halten). Diese Hilfe wird dann langsam immer weiter abgebaut (siehe 1. Einschlafsituation Seite 108), bis das Kind schließlich allein einschläft. Um den Prozess zu beschleunigen, kann je nach Alter des Kindes zusätzlich ein »Bonussystem« (Seite 108) eingebaut werden, das es darüber hinaus motiviert.

Wenn alles nichts hilft: Schlaflern-Programme

Haben Sie alles getan, damit Ihr Kind gut schlafen kann? Haben Sie für gute Schlafbedingungen gesorgt, und Ihr Kind will trotzdem nicht allein einschlafen? Geht Ihnen langsam die Kraft aus, und entwickeln Sie vielleicht sogar Aggressionen gegen Ihr Kind? Dann könnte ein Schlaflern-Programm die Rettung für Sie sein. Denn wenn Eltern konsequent bleiben und ein Schlaf-Lernprogramm durchhalten, führt diese Methode praktisch immer zum Erfolg. Doch gerade das Durchhalten ist gar nicht einfach, denn Sie müssen Ihr Kind erst einmal (unterschiedlich lang) schreien lassen, damit es lernt, sich selbst zu beruhigen, bevor Sie es wieder trösten – und das ist für beide Teile ganz schön schwer. Noch dazu müssen Sie als Eltern lernen, Ihr Kind zu trösten und ihm Sicherheit zu geben, ohne es auf den Arm zu nehmen. Gerade während eines Schlaflern-Programms ist es wichtig, dass Sie Trost spenden und Ihrem Kind Geborgenheit vermitteln, aber dies nur kurz tun und ohne es aus seinem Bett zu nehmen. Erfahrungsgemäß protestiert ein Kind dabei nämlich zuerst eher mehr, bevor es lernt, sich selbst zu regulieren.

BEHARRLICHKEIT ZAHLT SICH AUS!
Vielleicht braucht Ihr Kind etwas mehr Zeit, um selbstständig einzuschlafen. Doch widerstehen Sie unbedingt der Versuchung, es »ausnahmsweise« abweichend vom Lernprogramm zu trösten. Damit würden Sie den Lernprozess unterbrechen und müssten von vorn beginnen.

BERUHIGEN – AUF UNTERSCHIEDLICHE WEISE

Um Ihr Baby nachts zu beruhigen, ohne es aus seinem Bett zu nehmen, können Sie viele Methoden ausprobieren. Natürlich nicht alle auf einmal, sondern langsam eine nach der anderen, damit Sie herausfinden, womit sich Ihr Kind am besten trösten lässt:

> Streicheln Sie ihm sanft mit einem Finger von oben nach unten über den Nasenrücken oder die Stirn.
> Singen oder summen Sie leise ein Schlaflied.
> Legen Sie ihm eine Hand auf eine Gesichtsseite oder auf den Brustkorb.
> Klapsen Sie rhythmisch und sanft mit der hohlen Hand auf den Po oder einen Oberschenkel. Klapsen Sie immer langsamer, bis Ihre Hand nur noch aufliegt.
> Rollen Sie Ihr Baby in seinem Bett sanft und langsam hin und her, indem Sie ihm eine Hand auf die Schulter, die andere auf die Hüfte legen.

Hat sich Ihr Baby nach fünf Minuten noch nicht beruhigt, wechseln Sie die Methode. Nach maximal 20 Minuten sollten Sie, wenn sich kein Erfolg eingestellt hat, die Beruhigungsversuche beenden. Nehmen Sie Ihr Kind aus dem Bett und machen Sie auf dem Arm dasselbe mit ihm. Legen Sie es nach einiger Zeit erneut zum Schlafen in sein Bett.

Bevor der Leidensdruck zu groß wird

Meist sind bereits ein enormer Leidensdruck und ein riesiges Schlafdefizit entstanden, bevor Eltern sich für ein Schlaflern-Programm entscheiden. Eltern haben zu diesem Zeitpunkt in der Regel schon eine breite Palette an Einschlafhilfen ausprobiert – alle ohne Erfolg. Bevor Sie eines der Schlaflern-Programme aussuchen, hilft es, sich die zehn Fragen von Seite 101 noch einmal zu stellen und zu beantworten, um die geeignete Methode herauszufinden. Lassen Sie sich bei der Umsetzung immer von Ihrem elterlichen Empfinden leiten. Halten Sie eine Schreiphase für zu lang oder emotional für zu anstrengend, egal ob für Sie oder Ihr Kind, verkürzen Sie sie oder legen Sie eine Lernpause ein, indem Sie das Tempo drosseln oder einige Schritte zurückgehen. Vergessen Sie nie: Immer steht das Wohl Ihres Kindes im Vordergrund, nicht ein etwaiger Erziehungserfolg. Außerdem sollen weder bei Ihrem Kind Ängste geweckt werden, noch soll Ihre Erschöpfung in Wut umschlagen.

Haben Sie solche (verständlichen) Gefühle, lassen Sie sie nicht an Ihrem Kind oder an Ihrem Partner aus, sondern suchen Sie sich andere Möglichkeiten, um sich abzureagieren. Vermeiden Sie es so weit es geht, eine Methode, für die Sie sich entschieden haben, ganz abzubrechen. Das würde Ihr Kind sehr verwirren, weil es nicht mehr weiß, was von ihm erwartet wird und woran es sich halten kann. Wenn Sie sich dennoch entscheiden abzubrechen, sollten Sie auf jeden Fall einige Wochen warten, bevor Sie einen neuen Versuch starten.

Gründe gegen Schlaflern-Programme

Verzichten Sie besser auf ein Schlaflern-Programm, wenn Ihr Kind noch nicht gelernt hat, ihm gesetzte Grenzen anzunehmen. Erst wenn es tagsüber ein deutliches »Nein« akzeptieren kann, wird es dies auch abends und nachts tun. Merken Sie, dass Ihr Kind nachts Ihre Nähe sucht, weil das Kuscheln tagsüber zu kurz gekommen ist, sind die folgenden Methoden ebenfalls nicht ratsam. Sorgen Sie in diesem Fall zunächst am Tag für ausreichend Kuschelzeiten und gemeinsame Aktivitäten – vielleicht genügt das Ihrem Kind schon, um »freiwillig« allein einzuschlafen. Ansonsten können Sie es ab jetzt mit einem Schlaflern-Programm versuchen. Bei Krankheit, im Urlaub, wenn Ihr Kind gerade in die Kinderkrippe oder in den Kindergarten kommt oder eine andere nicht alltägliche Situation durchlebt, sollten Sie es nicht zusätzlich mit einem Schlaflern-Programm überfordern.

WELCHER WEG PASST? Scheuen sie sich nicht, Ihren Kinderarzt zu Rate zu ziehen oder Hilfe in einer Beratungsstelle (Adressen ab Seite 122) zu suchen, wenn Sie unsicher sind, welcher Weg für Sie und Ihr Kind der richtige ist.

Das Einschlaftraining

Es gibt verschiedene Vorgehensweisen, die einem Kleinkind helfen können, nach dem Einschlafritual ohne weitere elterliche Anwesenheit in den Schlaf zu finden und auch nachts nach gelegentlichem Aufwachen wieder einzuschlafen.

Nachfolgend wird ein Vorgehen beschrieben, das die Methode des amerikanischen Kinderarztes Dr. Richard Ferber aufgreift und auf die individuellen Bedürfnisse von Kind und Eltern abgestimmt wurde. Für das Kind geht es dabei um das Umgewöhnen, nicht mehr von seinen Eltern in den Schlaf gelullt zu werden, sondern selbst in den Schlaf zu finden. Dabei müssen ihm die Eltern eine verlässliche und regelmäßige Rückversicherung geben. In der Regel eignet sich dieses Vorgehen für Kinder ab sechs Monaten, wenn keine besonderen Gründe dagegensprechen.

Vor der Umgewöhnung

Bevor Sie mit der Umgewöhnung starten, sollten Sie sich gut überlegen, was Sie Ihrem Baby und sich zutrauen, ob Sie das Programm (voraussichtlich) durchhalten können und ob Sie voll dahinterstehen. In der Regel sind Väter mit diesem Programm besonders erfolgreich. Auch wenn Ihr Baby zum Beispiel zum Einschlafen noch die Brust möchte, ist es leichter, wenn der Papa bei der Umstellung hilft. Wichtig ist auf jeden Fall, dass beide Elternteile am gleichen Strang ziehen und sich einig sind.

Die Umgewöhnungsphase mit verstärkt unruhigen Nächten dauert meist nur zwei bis drei Tage. In wenigen Fällen – und eher bei älteren Kindern – kann auch mehr Zeit vergehen. Wehrt sich Ihr Kind ausdauernd gegen die Veränderungen, kann Ihr eigenes nächtliches Schlafdefizit noch einmal erheblich ansteigen. Deshalb sollten Sie nach Möglichkeit zu zweit sein. Vielleicht kann sich Ihr Partner Urlaub nehmen. Oder die Oma unterstützt Sie tagsüber, damit Sie etwas Schlaf nachholen können. Aus demselben Grund ist es günstig, am Freitag mit dem Einschlaftraining zu beginnen und das Wochenende zu nutzen. Trösten Sie sich mit dem Gedanken, dass Ihnen bald ruhige Nächte bevorstehen. Und versichern Sie sich am nächsten Morgen, ob Ihr ausgeschlafenes Kind es Ihnen übel nimmt, was Sie ihm am Abend und in der Nacht »angetan« haben. Voraussichtlich wird es sie freundlich wie immer oder sogar besonders gut gelaunt begrüßen.

TIPP

Unterschätzen Sie nicht, dass Kinder mitunter flexibler reagieren als Eltern glauben. Manchmal steckt die Angst vor Veränderungen nämlich weniger im Kind als in den Eltern selbst.

Selbstsichere Eltern

Der Kern des Einschlaftrainings liegt in der emotionalen Botschaft, die Ihr Kind aus Ihrem Verhalten abliest. Entscheidend für ein gutes Gelingen der Umgewöhnung ist, dass Sie Ihrem Kind ruhig, liebevoll und zuversichtlich vermitteln, dass das, was jetzt passiert, in Ordnung ist und (letztlich) seinem Wohl dient: »Alles ist in Ordnung, ich bin für dich da. Jetzt ist Zeit zu schlafen, ich habe draußen noch zu tun, ich schaue wieder nach dir, ich hab dich lieb.« Stehen Sie voll hinter dieser Aussage, bekommt Ihr Kind eine eindeutige Botschaft, und die vermittelt ihm Sicherheit. Geben Sie ihm diese Rückversicherung, indem Sie in regelmäßigen Abständen in sein Zimmer gehen und es mit dieser »Botschaft« unterstützen.

So ist der Ablauf

Sie bereiten Ihr Kind wie gewohnt mit Ihrem gemeinsamen Einschlafritual auf das Schlafen vor und legen es noch wach in sein Bettchen. Damit Sie die schwierigen Wartezeiten während der Umgewöhnungstage besser überstehen, stellen Sie sich eine Uhr ins Wohnzimmer und legen Sie sich ein Buch oder eine Zeitschrift bereit, um sich abzulenken. Mit Ihrem Partner ist bereits abgesprochen, wer welchen Teil der Nacht übernimmt.

1. Nacht

Legen Sie Ihr Kind wach in sein Bett und verabschieden Sie sich. Gehen Sie aus dem Raum und sagen Sie ihm: »Schlaf schön, ich habe draußen noch zu tun. Ich schaue wieder nach dir.« Ihr Kind wird zunächst protestieren und brüllen, wenn es nicht seine gewohnten körperlichen Einschlafhilfen bekommt.

Nach fünf Minuten gehen Sie erneut zu ihm, machen kein Licht, geben ihm die gleiche Rückversicherung wie zuvor, ohne es dabei aus dem Bett zu nehmen, und gehen nach kurzer Zeit (etwa 30 Sekunden) wieder hinaus. Statt die Zeit abzuschätzen, sollten Sie auf die Uhr schauen, denn Ihr Zeitgefühl kann in dieser Situation leicht überfordert werden.

Schreit Ihr Kind immer noch, warten Sie erneut fünf Minuten, ehe Sie wieder zu ihm gehen, um ihm zu versichern, dass alles in Ordnung ist. Auch die nächsten Male gehen Sie in Abständen von fünf bis zehn Minuten zu Ihrem Kind, um ihm diese Rückversicherung zu geben – so lange, bis es eingeschlafen ist. Dies kann am ersten Abend oder später in der Nacht durchaus einmal mehr als eineinhalb Stunden dauern. Wacht Ihr Kind in der Nacht

TIPP

Vermitteln Sie Ihrem Kind klare und positive Botschaften. Damit helfen Sie ihm, die neue Situation leichter zu bewältigen:

> Ich zeige dir, wie du allein einschlafen kannst.
> Du darfst dich absolut sicher fühlen.
> Ich bin da.
> Du schaffst das.
> Du bist nicht allein.
> Alles ist in Ordnung.

erneut auf und schreit, warten Sie erst fünf Minuten ab, ob es sich bereits von selbst beruhigt. Wenn nicht, setzen Sie das Programm fort. Das regelmäßige Aufsuchen des Kindes hat übrigens nicht den Sinn, Ihr Baby jedes Mal zu beruhigen. Es soll ja gerade herausfinden, wie es selbst zur Ruhe kommen und in den Schlaf finden kann. Es geht vielmehr darum, dass

> Sie sich regelmäßig davon überzeugen, alles ist in Ordnung und
> Ihr Baby verlässlich immer wieder die Sicherheit bekommt, dass es nicht allein ist und Sie es gut mit ihm meinen.

2. Nacht

Bringen Sie Ihr Kind so ins Bett wie am Vortag. Verabschieden Sie sich und gehen Sie mit derselben klaren und liebevollen Botschaft aus dem Zimmer. Falls Ihr Kind protestiert, warten Sie wieder fünf Minuten. Gehen Sie nach dieser Zeit zu ihm und versichern Sie ihm, dass alles in Ordnung ist. Verlassen Sie dann wieder das Zimmer. Warten Sie auch die nächsten Male jeweils fünf bis zehn Minuten. Protestiert Ihr Kind noch immer, gehen Sie erneut so ruhig wie möglich zu ihm und geben ihm wie zuvor das Gefühl, sicher und geborgen zu sein. Wiederholen Sie dieses Vorgehen so lange, bis Ihr Kind schläft.

Ab der 3. Nacht

Die meisten Kinder schreien bereits in der zweiten Nacht deutlich weniger, manche nur noch ganz kurz beim Einschlafen. Schreit Ihr Kind dennoch weiterhin, warten Sie wieder jedes Mal fünf bis zehn Minuten, bevor Sie zu Ihrem Kind gehen.

Bleiben Sie stark

Natürlich werden sich während der Umgewöhnung Gefühle wie Angst oder Wut entwickeln, etwa wenn Ihr Kind gar nicht aufhören will zu schreien. Überlegen Sie sich vorher, wie Sie es schaffen werden, die Wut nicht mit ins Kinderzimmer zu tragen, wenn Sie nach einer Protestphase wieder zu Ihrem Kind gehen. Manchen Eltern hilft es, ihre Aggressionen in ein großes Kissen zu boxen. Andere können sich mit ihrem Partner in den »Pausen« über ihre

TIPP

Falls Sie zwar eine rasche Umgewöhnung wünschen, es aber nicht übers Herz bringen, Ihr Kind allein zu lassen: Bleiben Sie in seinem dunklen Zimmer, setzen Sie sich jedoch weg vom Bett. Nach fünf Minuten gehen Sie nach Plan zu ihm hin.

Gefühle austauschen oder mit Freunden telefonieren, die ähnliche Erfahrungen gemacht haben. Auch das Aufschreiben der Emotionen tut gut und mildert sie meist schon deutlich.

Machen Sie sich bewusst, dass es nicht darum geht, dass Sie Ihr Baby einfach schreiend sich selbst überlassen. Vielmehr wollen Sie Ihrem Kind helfen und bei einem wichtigen Entwicklungsschritt in einer schwierigen Umgewöhnungsphase Rückhalt und Sicherheit geben. Und denken Sie auch daran: Ihr Kind schreit nicht, um Sie zu ärgern oder zu provozieren. Es schreit, weil es zunächst nicht versteht, was passiert, und es schreit, weil es von einer lieb gewordenen Gewohnheit Abschied nehmen muss. Dagegen protestiert es, ehe es – beim ersten Mal meist aus Erschöpfung – einschläft. Auch wenn Ihr Kind immer lauter schreit, sobald Sie ins Zimmer kommen, sollten Sie weiter ruhig zu ihm gehen, um ihm die kurze Rückversicherung zu geben, dass alles in Ordnung ist. Sonst könnte es sich allein gelassen oder abgewiesen fühlen. Jammert oder quengelt Ihr Kind dagegen nur, anstatt zu schreien, können Sie abwarten. Das ist ein Zeichen dafür, dass es herauszufinden beginnt, wie es sich selbst beruhigen kann.

Und noch einmal etwas sehr Wichtiges: Geben Sie Ihrem Baby am Tag all die körperliche Nähe und Zuwendung, die Sie ihm in den Einschlafsituationen versagen mussten.

Die Sanduhr-Methode

Die Freiburger Sanduhr-Methode beruht auf der Grundlage der Ferber-Methode, die an der Freiburger Universität weiterentwickelt und variiert wurde. Das wichtigste Hilfsmittel ist eine Drei-Minuten-Sanduhr, der das Programm seinen Namen verdankt. Der Sanduhr kommt dabei neben der Zeitmessung eine weitere Funktion zu: Das gleichmäßige Rieseln des Sandes soll die Eltern ein wenig ablenken, während sie auf ihren nächsten »Einsatz« warten. Ein weiterer wesentlicher Unterschied ist das ausgedehnte Trösten des Kindes. Anders als bei dem Einschlaftraining erhält das Kind nicht nur eine kurze Rückversicherung, sondern wird immer drei Minuten lang in seinem Bett getröstet – abends beim Einschlafen ebenso wie nachts, wenn es aufwacht.

SCHNULLER ERLAUBT?
Manche Ärzte empfehlen, bei dieser Methode auf einen Schnuller zu verzichten. Vertrauen Sie Ihrer eigenen Intuition: Als Eltern können Sie am besten entscheiden, wie wichtig Ihrem Kind der Schnuller ist und ob es darauf verzichten kann.

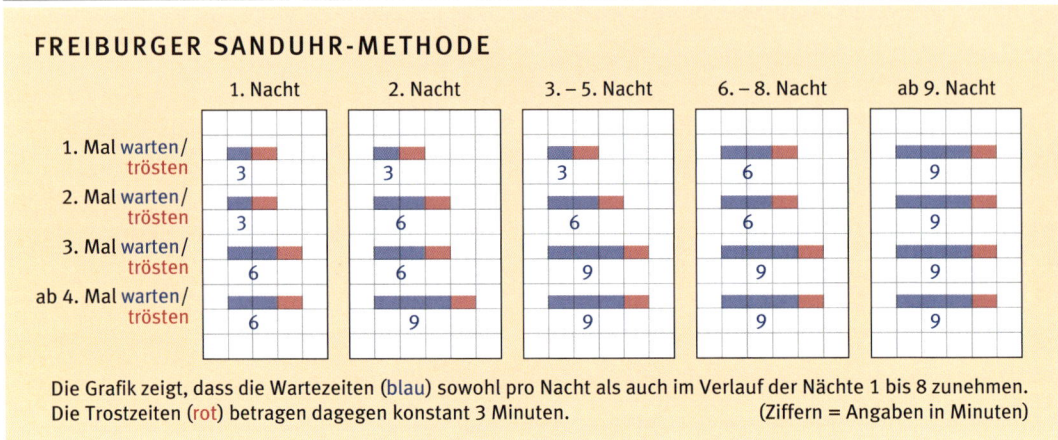

FREIBURGER SANDUHR-METHODE

	1. Nacht	2. Nacht	3. – 5. Nacht	6. – 8. Nacht	ab 9. Nacht
1. Mal warten/ trösten	3	3	3	6	9
2. Mal warten/ trösten	3	6	6	6	9
3. Mal warten/ trösten	6	6	9	9	9
ab 4. Mal warten/ trösten	6	9	9	9	9

Die Grafik zeigt, dass die Wartezeiten (blau) sowohl pro Nacht als auch im Verlauf der Nächte 1 bis 8 zunehmen. Die Trostzeiten (rot) betragen dagegen konstant 3 Minuten. (Ziffern = Angaben in Minuten)

So funktioniert's

Geben Sie Ihrem Kind immer eindeutige Einschlafsignale. Nach dem Abendritual legen Sie es wach ins Bett, verabschieden sich und sagen ihm liebevoll, aber sehr bestimmt, dass es nun einschlafen wird. Auf ein Fläschchen sollten Sie verzichten. Dann gehen Sie aus dem Zimmer, machen das Licht aus und reagieren nicht mehr, auch wenn Ihr Kind noch so protestieren sollte.

1. Nacht

Nehmen Sie jetzt die Sanduhr oder eine andere (geräuschlose) Uhr zur Hand und warten Sie drei Minuten. Schreit Ihr Kind dann noch, gehen Sie zu ihm und beruhigen Sie es. Bleiben Sie dabei selbst so ruhig wie möglich. Sprechen Sie leise und besänftigend auf Ihr Kind ein, streicheln und trösten Sie es genauso lang, wie Sie es allein gelassen haben: drei Minuten. Nehmen Sie es dazu aber nicht aus dem Bett. Ist die Uhr abgelaufen, verlassen Sie das Kinderzimmer wieder. Warten Sie erneut drei Minuten, bevor Sie zu Ihrem Kind gehen und es auf die eben beschriebene Art trösten. Nehmen Sie sich dazu wiederum drei Minuten Zeit und verlassen Sie dann den Raum erneut. Nun warten Sie sechs Minuten, also zwei Sanduhr-Phasen, bevor Sie Ihr Kind trösten, vorausgesetzt natürlich, es schreit noch. Allerdings bleiben Sie auch diesmal nur genau drei Minuten an seinem Bett. Wiederholen Sie ab jetzt im Wechsel sechs Minuten warten und drei Minuten trösten, bis Ihr Kind eingeschlafen ist.

2. Nacht

Bringen Sie Ihr Kind wie am ersten Tag ins Bett. Wiederholen Sie die Intervalle von Warten und Trösten wie folgt: Beim ersten Mal warten Sie drei Minuten, bevor Sie Ihr Kind drei Minuten lang trösten. Beim zweiten und dritten Mal warten Sie sechs Minuten, ab dem vierten Mal neun Minuten, trösten aber wiederum jeweils nur drei Minuten. Wiederholen Sie das Neun- und Drei-Minuten-Intervall, bis Ihr Kind nicht mehr schreit und einschläft.

3. bis 5. Nacht

Häufig zeigen sich bereits nach zwei Nächten die ersten Erfolge. Das Kind ruft nur noch ein- oder zweimal nach seinen Eltern. Falls das bei Ihnen nicht so ist, gehen Sie wie die Tage zuvor aus dem Zimmer. Warten Sie beim ersten Mal drei, beim zweiten Mal sechs und ab dem dritten Mal jeweils neun Minuten. Zum Trösten bleiben Sie stets nur drei Minuten.

6. bis 8. Nacht

Warten Sie ab der sechsten Nacht beim ersten und zweiten Mal sechs, ab dem dritten Mal neun Minuten. Bleiben Sie wie gewohnt drei Minuten bei Ihrem Kind, um es zu trösten.

Ab der 9. Nacht

Wehrt sich Ihr Kind noch immer, allein einzuschlafen, überlegen Sie, welche Alternative für Sie beide die bessere ist:

> Ihr Kind bekommt eine Pause von einer Woche, in der Sie jede Nacht die Intervalle der ersten Nacht wiederholen: also erst zweimal drei Minuten, dann sechs Minuten warten. Danach beginnen Sie die Programmsteigerung von vorn.

> Trauen Sie Ihrem Kind die Prozedur zu, können Sie auch immer in Neun-Minuten-Abständen in sein Zimmer gehen – bis es allein einschlafen kann.

WICHTIG
Der Jugendpsychiater Dr. Ulrich Rabenschlag, der an der Freiburger Universität die Sanduhr-Methode mit entwickelt hat, empfiehlt diese ausdrücklich frühestens für Kinder ab 12 Monaten. Erst dann wissen sie, dass Mama oder Papa wiederkommen.

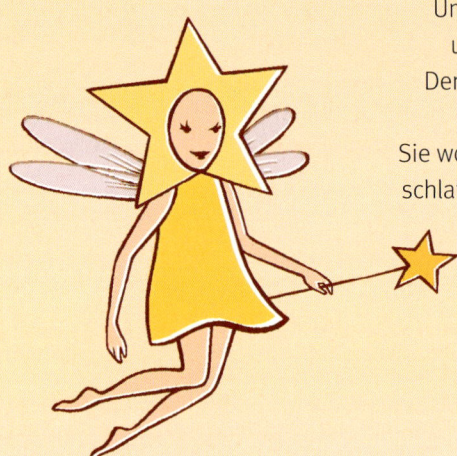

Unser Kind geht jetzt zu Bett

Unser Kind geht jetzt zu Bett
und sagt uns gute Nacht.
Der Teddybär, das Kuscheltier,
sie geben auf dich acht.
Sie woll'n in deinem Bettchen sein,
schlafe jetzt, mein Kind, schlaf ein!

Ist der helle Tag vorüber

Ist der helle Tag vorüber,
senkt die dunkle Nacht sich nieder.
An dem Himmel tausend Sterne
funkeln zu uns aus der Ferne.
Und der gute, helle Mond,
der am hohen Himmel wohnt,
er schläft nicht,
nein, er bleibt wach,
schaut herab auf unser Dach.

Himpelchen und Pimpelchen

Himpelchen und Pimpelchen
stiegen auf einen Berg.
Himpelchen war ein Wichtelmann
und Pimpelchen ein Zwerg.
Sie blieben lang dort oben sitzen
und wackelten mit ihren Zipfelmützen.
Doch nach fünfundsiebzig Wochen
sind sie in den Berg gekrochen.
Dort schlafen sie in großer Ruh,
sei mal still und hör gut zu:
Chrr, chrr, chrr ...

Schweinchen, Schäfchen und Vögelein

Schweinchen, Schäfchen und Vögelein,
alle müssen leise sein.
Schlafen will nun unser Schätzchen,
still ist auch das Miezekätzchen.
Selbst der Sausewind geht heim.
Pst – jetzt schläft mein Kindchen ein.

Zippel, zappel Fingerlein

Zippel, zappel Fingerlein
wollen gar nicht stille sein.
Zappeln hin und zappeln her,
geben keine Ruhe mehr.
(Finger des Kindes zappeln lassen)
Zippel, zappel Fingerlein,
marsch in euer Bett hinein.
(Finger werden unter die Bettdecke gesteckt ...)
Fingerlein, jetzt aber still,
weil ich euch was sagen will.
(... und festgehalten)
Zippel, zappel Fingerlein
(Bettdecke heben und zu den Fingern
»sprechen«)
wollt ihr endlich stille sein!
Zappelt nicht mehr wild umher,
schlaft schön ein und wacht nicht mehr!

Zappelfinger gehn ins Bett

Zehn kleine Zappelfinger
lauern im Versteck
(Alle Finger unter der Bettdecke verstecken.)
Zehn kleine Zappelfinger
werden plötzlich keck.
(Die Finger schauen einer nach dem anderen unter
der Bettdecke hervor ...)
1, 2, 3, 4 und 5
sie kommen ohne Schuh' und Strümpf'.
(... und krabbeln über das Kind)
6, 7, 8
nun ist es fast schon Nacht.
Und zum Schluss die 9 und 10,
es wird Zeit zum Schlafengehn.
(Kind zudecken)

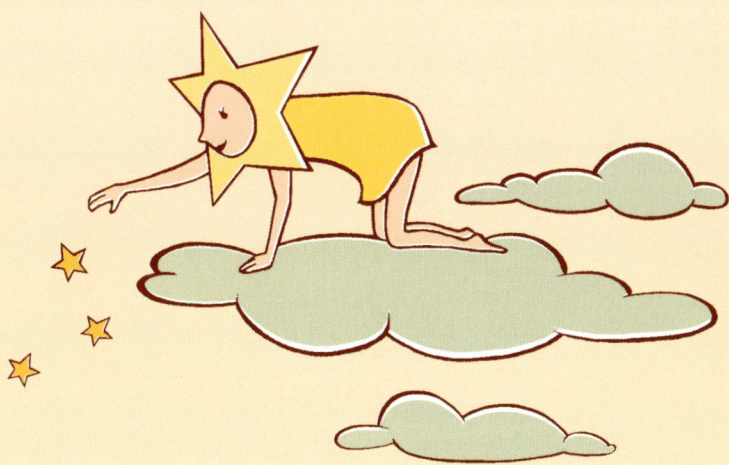

Bücher, die weiterhelfen

Largo, Remo H.: **Babyjahre. Entwicklung und Erziehung in den ersten vier Jahren.** Piper

Largo, Remo H.: **Kinderjahre. Die Individualität des Kindes als erzieherische Herausforderung.** Piper

Papousek, Mechthild; Schieche, Michael; Wurmser, Harald: **Regulationsstörungen der frühen Kindheit.** Huber

Solter, Aletha: **Warum Babys weinen.** Kösel

Valentin, Lienhard: **Mit Kindern neue Wege gehen.** Arbor

BÜCHER AUS DEM GRÄFE UND UNZER VERLAG

Cramm, Dagmar von: **Kochen für Babys.**

Gillessen, Rainer; Huft, Gerald W.; Lehnert, Sonja: **300 Fragen zum Baby.**

Hüther, Prof. Dr. Gerald; Nitsch, Cornelia: **Wie aus Kindern glückliche Erwachsene werden.**

Valentin, Lienhard; Kunze, Petra: **Die Kunst, gelassen zu erziehen.**

Laimighofer Dr., Astrid: **Babyernährung. So entwickelt sich Ihr Kind gesund.**

Soldner, Georg; Vagedes, Jan: **Das Kinder-Gesundheitsbuch.**

Stellmann Dr., Michael: **Kinderkrankheiten natürlich behandeln.**

Voormann, Christina; Dandekar Dr., Govin: **Babymassage. Berührung, Wärme, Zärtlichkeit.**

CDs ZUM EINSCHLAFEN

Einschlaflieder. Musik für kleine Ohren.
La-Le-Lu. Die schönsten Einschlaflieder.
Sandmann, lieber Sandmann. Meine ersten Gutenachtlieder.

Adressen, die weiterhelfen

Kinderschlaflabore sind den meisten größeren Kliniken angeschlossen. Die folgende Auswahl ist nach PLZ sortiert.

Klinik und Poliklinik für Kinder und Jugendliche

Universität Leipzig
Liebigstraße 20a
04103 Leipzig

IRIS-Regenbogenzentrum

Schleiermacherstraße 39
06144 Halle

Schreibaby-Sprechstunde

Vivantes Klinikum Neukölln
Rudower Straße 48
12351 Berlin

Elternberatung »Vom Säugling zum Kleinkind«

Familienzentrum an der FH Potsdam
Friedrich-Ebert-Straße 4
14467 Potsdam
E-Mail: elternbe@
fh-potsdam.de

Schrei-Baby-Ambulanz

Sozialpädiatrisches Zentrum
Universitätsklinikum Gießen
Feulgenstraße 10–12
35392 Gießen
E-Mail:
info@uniklinikum-giessen.de

Kinderneurologisches Zentrum

Sana Krankenhaus Gerresheim
Gräulingerstraße 120
40625 Düsseldorf

Babysprechstunde

Deutscher Kinderschutzbund
Ortsverband Dortmund
Lambachstraße 4
44145 Dortmund

Schreiambulanz
Sozialpäd. Zentrum

Krankenhaus St. Anna
Albertus-Magnus-Straße 33
47259 Duisburg-Huckingen
E-Mail: gero.hufdiek@
malteser.de

Sprechstunde für
Schreibabys

Kinderkrankenhaus Köln
Amsterdamer Straße 59
50735 Köln
E-Mail: spz@kliniken-koeln.de

Elternberatung Oberursel

Hospitalstraße 9
61440 Oberursel

Menschenskinder –
Werkstatt für Familien-
kultur e. V.

Schreiambulanz Darmstadt
Landwehrstraße 31
64293 Darmstadt
E-Mail: info@menschens-
kinder-darmstadt.de

Elternsprechstunde

Universitätsklinikum
Heidelberg
Abt. Familientherapie
Bergheimer Straße 54
69115 Heidelberg

Olgahospital

Sozialpädiatrisches Zentrum
Bismarckstraße 8
70031 Stuttgart
E-Mail: info@olgahospital.de

Universitätskinderklinik
Tübingen

Hoppe-Seyler-Straße 1
72076 Tübingen

Münchner Sprechstunde
für Schreibabys

Kinderzentrum München
Heiglhofstraße 63
81377 München
E-Mail: info@kinderzentrum-
muenchen.de

Klinik für Kinder- und
Jugendmedizin

Pettenkoferstraße 10
83022 Rosenheim

Klinik für Kinderheilkunde
und Jugendmedizin

Sozialpädiatrisches Zentrum
Bismarckstraße 23
87700 Memmingen
E-Mail: spz@kinderklinik-
memmingen.de

Sozialpädiatrisches
Zentrum

Universitätsklinik, Haus C5
Josef-Schneider-Straße 2
97080 Würzburg
E-Mail: fruehdiagnosezen-
trum@t-online.de

ÖSTERREICH

Kinderklinik Glanzing

Im Wilhelminenspital
Montleartstraße 37
Pavillon 5
A-1171 Wien
E-Mail: wil.gla@wienkav.at

Schreiambulanz

Thermenklinikum Mödling
Sr. M. Restitutagasse 12
A-2340 Mödling
E-Mail: e.hauser@thermen-
klinik-moedling.at

Universitätsklinik für
Kinder- und Jugendheil-
kunde der PMU

Müllner Hauptstraße 48
A-5020 Salzburg
E-Mail: w.sperl@salk.at

SCHWEIZ

Schreisprechstunde

Universitäts-Kinderspital
beider Basel (UKBB)
Römergasse 8
CH-4058 Basel

Universitäts-Kinderklinik
Kinderspital Zürich

Entwicklungspädiatrie
Steinwiesstraße 75
CH-8032 Zürich
E-Mail: patientenberatung@
kispi.uzh.ch

LINKS, DIE WEITERHELFEN

www.adeba.de
Erfahrungsberichte von Eltern mit Forum.

www.elternimnetz.de
Informationen des bayerischen Landesjugendamtes zur Entwicklung von Kindern verschiedener Altersstufen.

www.familienhandbuch.de
Informationen und praktische Anregungen des Staatsinstituts für Frühpädagogik, teils auch in griechischer, türkischer und russischer Sprache.

www.gaimh.de
Adressen mit Anlaufstellen für seelische Gesundheit in der frühen Kindheit, speziell für Familien mit Schreibabys.

www.liga-kind.de
Zusammenschluss von (auch wissenschaftlichen) Organisationen, die sich mit der frühen Kindheit befassen.

www.rund-ums-baby.de
Online-Magazin mit vielseitigen Themen und Experten-Foren.

www.sids.at
Für die praktische Seite des Schlafens, mit Informationen zur Vorbeugung von SIDS.

www.trostreich.de
Interaktives Netzwerk, entstanden aus einer Selbsthilfe-initiative. In der Rubrik »Service« zahlreiche Kontaktadressen, nach Postleitzahlen sortiert.

Sachregister

Impressum

© 2009 GRÄFE UND UNZER
VERLAG GmbH, München

Erweiterte und aktualisierte Neu-
ausgabe von *Schlafen lernen*, GRÄFE
UND UNZER VERLAG 2004,
ISBN 3-7742-6585

Projektleitung: Anja Schmidt,
Barbara Fellenberg (Erstausgabe)
Lektorat: Rita Maria Güther
Layout: independent Medien-
Design, Horst Moser, München
Herstellung: Christine Mahnecke
Satz: Christopher Hammond
Reproduktion: Repro Ludwig,
Zell am See
Druck und Bindung: Firmengruppe
APPL, aprinta druck, Wemding

ISBN 978-3-8338-1402-0

5. Auflage 2013

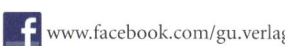 www.facebook.com/gu.verlag

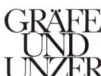

GRÄFE
UND
UNZER

Ein Unternehmen der
GANSKE VERLAGSGRUPPE

Bildnachweis

Blickwinkel: S. 107; Corbis: S. 41, 56,
68, U4; Getty: S. 6/7, 24, 61, 80/81,
88; GU-Archiv: S. 64-67, 79; Image
Source: S. 30/31; Jump: S. 99; Jupi-
ter-images: S. 82; Look: Coverfoto;
Mauritius Images: S. 32, 93; Plain-
picture: S. 8, 18; privat: S. 4; Super-
bild: Innentitel, S. 50, 100
Illustrationen: Frauke Ditting: S. 74,
75, 120, 121
Infografiken: Detlef Seidensticker:
S. 12, 118

Syndication:
www.jalag-syndication.de

Umwelthinweis

Dieses Buch wurde auf chlorfrei
gebleichtem Papier gedruckt. Um
Rohstoffe zu sparen, haben wir auf
Folienverpackung verzichtet.

Wichtiger Hinweis

Die Gedanken, Methoden und Anregungen in diesem Buch stellen die
Meinung bzw. Erfahrung der Verfasser
dar. Sie wurden von den Autoren
nach bestem Wissen erstellt und mit
größtmöglicher Sorgfalt geprüft. Sie
bieten jedoch keinen Ersatz für persönlichen kompetenten medizini-
schen Rat. Jede Leserin, jeder Leser
ist für das eigene Tun und Lassen
auch weiterhin selbst verantwortlich.
Weder Autoren noch Verlag können
für eventuelle Nachteile oder Schä-
den, die aus den im Buch gegebenen
praktischen Hinweisen resultieren,
eine Haftung übernehmen

Die GU-Homepage finden Sie im
Internet unter www.gu.de

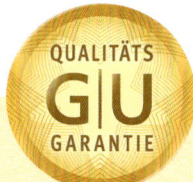

QUALITÄTS

G|U

GARANTIE

DIE GU-QUALITÄTS-GARANTIE

Liebe Leserin, lieber Leser,
wir möchten Ihnen mit den Informationen
und Anregungen in diesem Buch das Leben
erleichtern und Sie inspirieren, Neues aus-
zuprobieren. Alle Informationen werden von
unseren Autoren gewissenhaft erstellt und
von unseren Redakteuren sorgfältig ausge-
wählt und mehrfach geprüft. Deshalb bieten
wir Ihnen eine 100%ige Qualitätsgarantie.
Sollten wir mit diesem Buch Ihre Erwartungen nicht erfüllen, lassen Sie es uns bitte
wissen. Sie erhalten von uns kostenlos einen
Ratgeber zum gleichen oder ähnlichen
Thema.
Wir freuen uns auf Ihre Rückmeldung, auf
Lob, Kritik und Anregungen, damit wir für Sie
immer besser werden können.

GRÄFE UND UNZER Verlag
Leserservice
Postfach 86 03 13
81630 München
E-Mail:
leserservice@graefe-und-unzer.de

Telefon: 00800 / 72 37 33 33*
Telefax: 00800 / 50 12 05 44*
Mo–Do: 8.00–18.00 Uhr
Fr: 8.00–16.00 Uhr
(gebührenfrei in D, A, CH)*

Ihr GRÄFE UND UNZER Verlag
Der erste Ratgeberverlag – seit 1722.

Die werden Sie auch lieben.

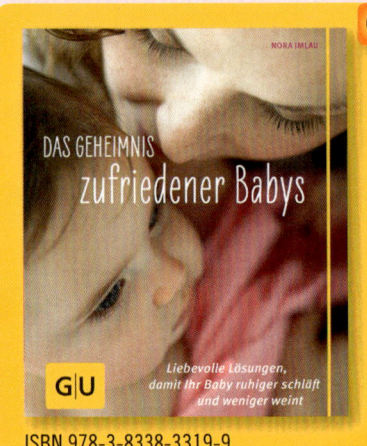

DAS GEHEIMNIS
zufriedener Babys

NORA IMLAU

GU

*Liebevolle Lösungen,
damit Ihr Baby ruhiger schläft
und weniger weint*

ISBN 978-3-8338-3319-9

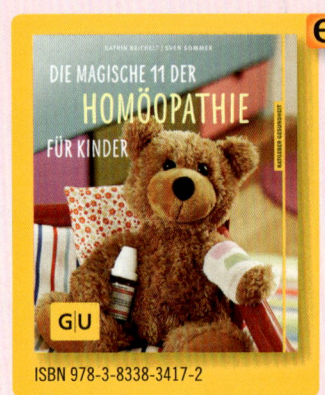

GABRIN REICKELT | SVEN SOMMER

DIE MAGISCHE 11 DER
HOMÖOPATHIE
FÜR KINDER

GU

ISBN 978-3-8338-3417-2

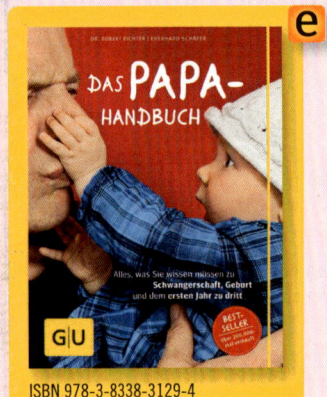

DR. ROBERT RICHTER | EBERHARD SCHÄFER

DAS PAPA-
HANDBUCH

Alles, was Sie wissen müssen zu
Schwangerschaft, Geburt
und dem ersten Jahr zu dritt

BEST-
SELLER

GU

ISBN 978-3-8338-3129-4

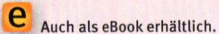 Auch als eBook erhältlich.

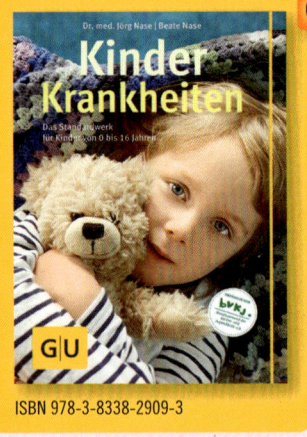

Dr. med. Jörg Nase | Beate Nase

Kinder
Krankheiten

Das Standardwerk
für Kinder von 0 bis 16 Jahren

GU

ISBN 978-3-8338-2909-3

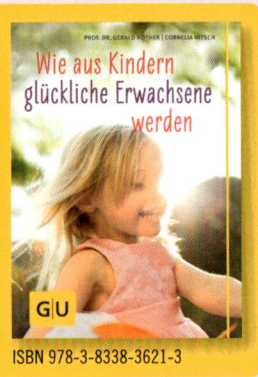

PROF. DR. GERALD HÜTHER | CORNELIA NITSCH

Wie aus Kindern
glückliche Erwachsene
werden

GU

ISBN 978-3-8338-3621-3

Mehr von GU auf **www.gu.de** und
f **facebook.com/gu.verlag**